AF513946

So entstehen Lernprobleme

Originalausgabe
© 2011 Polarity Verlag, Kall-Urft in der Nordeifel

2. Auflage 2013

Alle Rechte vorbehalten. Die auszugweise Veröffentlichung, Speicherung und Reproduktionen jeglicher Art, abgesehen von Rezensionszitaten, bedürfen der Genehmigung des Verlags.

Polarity Verlag
Teschler GbR
Burg Dalbenden 1
53925 Kall-Urft
Telefon: (0049) 02441/771649-0
Fax: (0049) 02441/771649-5
E-Mail: info@lernlust.eu
Internet: www.polarity-verlag.de

ISBN 978-3-939578-41-3

Foto auf dem Umschlag:
©iStockphoto.com/Teschler

Frauke Teschler

So enstehen Lernprobleme

Lernprobleme verstehen und erfolgreich beheben

Inhalt

„So entstehen Lernprobleme" ermöglicht Ihnen den Blick hinter die Kulissen der Symptome von Lernproblemen. Mit dem Buch gehen wir weiter und tiefer als andere Ratgeber, dorthin, wo die Ursachen der Probleme wirklich zu finden sind.

Mein Ansinnen ist es, bei möglichst jedem Leser ein breiteres Verstehen dafür zu wecken, wie vielfältig die Entstehungsgeschichten von Lernproblemen sind, welche konkreten Ereignisse zu Schwierigkeiten im Lernen führen können und wie man ihnen erfolgreich begegnen kann.

Ich will auf eine neue Art zeigen wie wichtig es ist Lernprobleme individuell, vor dem Hintergrund der speziellen Situation jedes einzelnen Kindes zu betrachten. Denn meiner Erfahrung nach herrscht bei Medizinern, Pädagogen und Psychologen in der Befundaufnahme von Lern- und schulischen Verhaltensproblemen Unsicherheit, Ungewissheit und - ich muss leider auch sagen - viel Unwissenheit über die vielfältigen Ursachen und Hintergründe der Probleme.

Es gibt nicht DIE Ursache und DEN Hintergrund einer (Lern)-Problematik. Man muss sich die Mühe machen genau hinzuschauen und die Hintergründe individuell zu erforschen, denn die Entstehung von Lern-, Konzentrations- und Verhaltensproblemen ist ausgesprochen persönlich und immer im Kontext:

1. der Lebensgeschichte eines Kindes,
2. seiner körperlichen Konstitution/seines körperlichen Zustands und
3. seines Wesens/seiner Haltung zum Leben/Lernen

zu betrachten, zu verstehen und zu werten.

Die Problematik allein aufgrund der Symptome zu beurteilen und eine Therapie/Intervention auf Basis der Symptome durchzuführen, wie es in der Regel geschieht, ist einfach zu wenig und zu unsicher, um die betroffenen Kinder in Gänze zu verstehen und ihnen gerecht zu werden.

Innerhalb unserer therapeutischen Lernförderung[1] nutzen wir eine für die speziellen Anforderungen der Evaluierung und Analyse von Lernproblemen entwickelte Bildanalyse. Die Teschler Bildanalyse, wie wir sie nennen, macht es möglich Kinder auch im vor- und nichtsprachlichen Bereich besser und tiefer zu verstehen. Wir können mit Hilfe der Methode Auffälligkeiten nicht nur nach den äußeren, beobachtbaren Merkmalen, Symptomen und Verhaltensweisen bemessen, sondern in die Ursachen und Zusammenhänge der Symptome eintauchen und sie eruieren.

Mit der Analyse der Metaebene eines Bildes (was es damit auf sich hat erfahren Sie im Laufe des Buchs) gibt es eine Methode, die erlaubt, das Erleben, den emotionalen, geistigen wie körperlichen Zustand eines Kindes aufzudecken, nachvollziehbar zu machen und Informationen über seine Entstehungsgeschichte zu erhalten.

Mein Mann und ich haben die Teschler Bildanalyse entwickelt, da wir in der Arbeit mit Kindern nach den besten Interventionsmöglichkeiten suchten und diese nur herausfinden konnten, wenn wir mehr als es für gewöhnlich üblich ist über die Hintergründe, Zusammenhänge und Ursachen der Auffälligkeiten wussten.

[1] Mein Mann und ich haben in den 1990er Jahren die Methode „Teschler Lernförderung“ begründet.

Unser Ziel ist es, nicht nur die bisher vorhandenen Diagnosemöglichkeiten zu ergänzen, sondern auch eine tiefgehende Analyse und ein echtes Verstehen der Probleme möglich werden zu lassen.

Damit kann einerseits das innere Verständnis der Eltern, Erzieher und Therapeuten für die betroffenen Kinder wachsen.

Darüber hinaus ist eine tiefgehende und umfangreiche Befundaufnahme die notwendige Grundlage für jede adäquate soziale, pädagogische oder therapeutische Intervention.

Jede Auffälligkeit hat ihre Genese, je mehr wir über sie wissen, je besser wir das betroffene Kind verstehen, desto qualifizierter, kürzer und kostengünstiger kann die Hilfe sein.

Was vorab zu sagen ist

Diagnosen sind gut, verstehen noch besser

Befundaufnahmen und Diagnosen bilden die Grundlagen des Vorgehens bei jeglicher Art von Problemen.

Mit dem Erstellen einer Diagnose geht das Bedürfnis einher, Erklärungen für die Probleme zu finden und zu wissen, was zu tun ist. Viele Eltern aber auch Pädagogen haben an eine Diagnose die Erwartung, dass alles gut wird, wenn sie erstellt ist. Eine Mutter: „Wenn wir erst einmal wissen, was los ist, dann ist das Schlimmste überstanden". Diese Erwartung, vielleicht sollte man besser sagen dieser Wunsch, ist nur zu gut zu verstehen, er erfüllt sich bei Lernproblemen jedoch selten. Die meisten Lernprobleme fallen unter die so genannten „umschriebenen Entwicklungsstörungen schulischer Fertigkeiten", sprich: ein isoliertes Problem wird erkannt, mit den zur Verfügung stehenden Mitteln ist jedoch kaum zu sagen woher es kommt. Das Problem wird wie gesagt „umschrieben", die sichtbaren, messbaren Leistungen, Symptome und Verhaltensweisen des Kindes bilden die Grundlage einer Diagnose.

In gewisser Weise ist man nach der Diagnosestellung, genauso schlau wie vorher, man hat es jetzt lediglich schriftlich, dass das

Kind in einem bestimmten Maß nicht richtig lesen, rechnen, schreiben oder sich konzentrieren kann.

Bei einem Verdacht auf Dyskalkulie wird ermittelt, wie es um die Rechenkompetenz eines Kindes bestellt ist. Um auszuschließen, dass die beobachtete Rechenschwierigkeit von einer Intelligenzminderung verursacht ist, wird dieser Wert in ein Verhältnis zum Intelligenzquotienten (IQ) gesetzt. Das Verfahren zeigt, wie gut oder schlecht ein Kind im Verhältnis zu seinen Altersgenossen rechnen kann und ob es grundsätzlich intelligent genug wäre, um es zu erlernen. Bei LRS-Problemen (LRS = Lese - Rechtschreibschwäche) wird im Grunde ebenso verfahren. Die Therapien, die sich aus derart gestellten Diagnosen ergeben, setzen dementsprechend auch nicht an den wirklichen Hintergründen an, sie beheben nicht die Ursachen der Probleme, sondern bestehen in erster Linie in didaktisch aufbereitetem, differenziertem Lernen des Stoffes, in dem das betroffene Kind Defizite zeigt.

Bei einem Verdacht auf ADHS (Aufmerksamkeitsdefizit-Hyperaktivitäts-Syndrom) wird neben Intelligenztests erfragt und beobachtet, wie groß die motorische Unruhe des Kindes ist, wie impulsiv es sich verhält und wie die Konzentrationsfähigkeit beschaffen ist. Die Ergebnisse ergeben die Diagnose. In einigen wenigen Fällen werden zusätzlich die Hirnfunktionen untersucht, um zu herauszufinden, ob das Syndrom sich in den Hirnfunktionen widerspiegelt.

Hat man an eine Diagnose den Anspruch, dass sie die Ursachen benennt und Wege aufzeigt die Ursachen zu beheben, dann kommt man bei Lern- und Verhaltensproblemen meist nicht weit, da es nicht DIE eine Ursache für ihre Entstehung gibt. Es wird zwar immer wieder versucht, einen monokausalen (Monokausalität bedeutet, es gibt genau eine Ursache, die ein bestimmtes Symptom verursacht) Entstehungszusammenhang zu benennen, welcher für die Entwicklung von Legasthenie, ADHS oder, oder zuständig sein soll. Ein Beispiel dafür sind die immer wieder aufkommenden Ankündigungen, DAS Gen, welches für die Entstehung einer Legasthenie verantwortlich sei, wäre gefunden. Diese Versuche sind zwar verständlich, bei genauerer Betrachtung aber nicht vielversprechend und nicht zukunftsweisend.

Fähigkeiten wie das Konzentrationsvermögen, Lesen, Schreiben, Rechnen, die Lernfähigkeit generell, werden von vielen unterschiedlichen Faktoren bedingt, so dass es nicht das eine Gen, die eine Ursache und den einen Zusammenhang geben kann, aus dem Unregelmäßigkeiten entstehen. Führen Sie sich bitte vor Augen, über welche psychischen, physischen und mentalen Fähigkeiten ein Kind verfügen muss, um aus einer gestalteten Druckerschwärze auf dem Papier einen Begriff wie „Baum“ zu lesen und dann auch noch zu verstehen, was er bedeutet. Denkt man darüber nach, wird deutlich, wie absurd es ist, ein einziges Gen oder einen einzigen Grund für Schwierigkeiten im Lese- oder Schreiblernprozess benennen zu wollen und wie unsinnig es ist, bei Störungen von so komplexen Fähigkeiten wie dem Konzentrationsvermögen nur einen einzigen Hintergrund zu vermuten.

Ebenso verhält es sich mit Problemen, die im Zusammenhang mit einer Hochbegabung entstehen. Ein Intelligenzquotient, der über 130 liegt (so wird Hochbegabung definiert), bringt nicht per se Probleme mit sich. Nicht jedes Kind, nicht jeder Jugendliche mit einer überdurchschnittlichen Begabung fühlt sich automatisch unterfordert und reagiert darauf mit Verweigerung. Für überdurchschnittlich Begabte gilt der gleiche Grundsatz: tauchen Probleme auf, sind sie individuell zu betrachten und zu eruieren, denn die Begabung an sich bringt sie nicht mit sich.

Aus meiner langjährigen Praxis weiß ich, dass Lern- und Verhaltensprobleme so viele unterschiedliche Hintergründe und Gesichter haben, wie es Kinder gibt, die mit ihnen geschlagen sind. Noch heute, nach mehr als 25 Jahren praktischer Arbeit mit benachteiligten Kindern, begegnen mir Faktoren und Zusammenhänge, die für mich neu sind.

Eine Diagnostik, die in Anlehnung an medizinische Vorgehensweisen die Probleme/Symptome in erster Linie quantitativ erfasst, wie es in der heutigen Praxis der Fall ist, dient dazu, dass alle vom gleichen sprechen, wenn gesagt wird, ein Kind habe AD(H)S, Dyskalkulie oder Legasthenie. Die Begriffe sind Definitionen, sie sind Kurzformeln, die auf das Auftreten bestimmter Symptome hinweisen. Die Begriffe sagen nichts darüber aus, was wirklich ist, was zu den Symptomen führt und wie ihnen folglich begegnet werden kann, um sie aus der Welt zu schaffen.

In unserem Schülercoaching und erst recht in unserer Therapie wollen wir mehr. Wir wissen, dass ein Kind mit Problemen im Lernverhalten körperliche, seelische oder soziale Gründe hat, die ein erfolgreiches Lernen behindern. Unser Ziel ist es unseren Beitrag dazu zu leisten, diese Gründe soweit wie möglich zu beheben, so dass ein weitestgehend freies und unbelastetes Lernen und Leben möglich wird. Um dies zu erreichen ist es unabdingbar notwendig zu verstehen, warum ein Kind wirklich nicht so lernt wie die Gesellschaft es einfordert, was genau seinem „so gut wie möglichen" Lernen im Wege steht. Denn hiervon hängt eine therapeutische oder pädagogische Intervention, die Erfolg haben kann, ab.

Wenn ich weiß, dass ein Kind unkonzentriert und unruhig ist, weil es zu Hause tun und lassen kann was es möchte, keine Grenzen und Regeln kennt und nicht gelernt hat bei einer Sache zu bleiben, gehe ich andere Wege, als wenn mir bekannt ist, das Kind leidet an einer bestimmten Allergie oder wenn mir bekannt ist, dass es unkonzentriert ist, weil es aufgrund einer lebensbedrohlichen Situation im Säuglingsalter nicht in der Lage ist, sich auf eine Sache einzulassen, da es immer noch unbewusst um seine Existenz fürchtet.

Wenn Eltern wissen, warum ihr Kind Probleme beim Lesen und beim Schreiben hat, ob es daran liegt, dass es sich aufgrund einer früh erlittenen emotionalen Verletzung unsicher fühlt und sich nicht viel zutraut oder ob es in seiner visuellen Wahrnehmungsfähigkeit eingeschränkt ist, da es als Kleinkind unglücklich auf den Kopf gefallen ist, können sie ihre Unterstützung den Ursachen entsprechend ausrichten.

Ein/e Lehrer/in, die ein rechenschwaches Kind in der Klasse hat, kann ihm besser helfen, wenn er/sie weiß, warum es zu dieser Schwäche kommt (ein verwöhnender Erziehungsstil, der zu der Haltung führte: ich muss mich sowieso nicht anstrengen oder eine Gehirnfunktionsstörung aufgrund eines Sauerstoffmangels während der Geburt). Er hat wesentlich mehr Ansatzpunkte, um dem Kind in seiner Not zu helfen, als wenn lediglich das Ausmaß der Schwäche benannt ist.

Hier unterscheiden zu können, sich der Ursache weitgehend sicher zu sein, in der Lage zu sein, das therapeutische Vorgehen, die pädagogischen Maßnahmen oder die emotionale Unterstützung an die Ursächlichkeiten, die sich hinter den Symptomen verbergen, anpassen zu können, ist ein großer Schatz.

Um Lern- und Verhaltensproblemen auf den Grund zu gehen, brauchen wir Verfahren, die dazu geeignet sind zu verstehen wie sie entstehen. Wir brauchen den Blick auf die Hintergründe und Ursachen, um herauszufinden, was sich hinter den Symptomen verbirgt. Diese Methoden müssen dazu geeignet sein, die Situation eines Kindes individuell und differenziert zu ergründen, fern von „allgemeingültigen" Schemata und Messdaten. Nur so kommen wir in die Lage, den betroffenen Kindern eine individuelle an ihre Probleme angepasste Hilfe anzubieten.

Lernen, lernen und noch mal lernen

Kinder sind von Hauptberuf „Lerner“ und normalerweise ist lernen für sie etwas völlig Selbstverständliches. Jedes Kind ist permanent mit Lernen beschäftigt. Nicht lernen geht nicht, lernen ist Bestandteil der kindlichen Natur, besser noch unserer ganzen menschlichen Natur. Es ist der Weg, auf dem wir uns und unsere Lebensumwelt erfahren, uns an ihre Gegebenheiten anpassen und die Kompetenzen erwerben, um mit ihr umzugehen. Wir lernen, um das Leben zu bewältigen und den Anforderungen, die es stellt, gerecht zu werden. Wir lernen, um dabei zu sein, um ein Teil der Gesellschaft, in der wir leben, zu sein. Wir lernen, um unser Leben so zu gestalten, wie wir es möchten.

Die Schwierigkeiten, von denen wir im Kontext „Lernprobleme“ sprechen, treten dann auf, wenn ein Kind schon eine Unmenge an Dingen kann, also bereits unendlich viele Dinge gelernt hat: mit dem Löffel essen, sitzen, laufen, sprechen, andere verstehen, anderen einen Bonbon abgeben, Fahrrad fahren. Die meisten dieser Dinge hat es aus freien Stücken gelernt, weil es selbst das wollte, weil es einen inneren Drang hat zu lernen, sprich: fähig zu sein. Dieser innere Drang wohnt jedem Kind/jedem Menschen inne. Fragt man die Motive ab, die ein Kind hat bestimmte Dinge zu lernen, stellt man fest, dass es dabei fast immer aus sich heraus motiviert ist.

Ein Junge möchte rechnen können, um zu wissen, was er sich von seinem Taschengeld kaufen kann; ein anderer möchte wissen, wie das Telefon funktioniert, um seinem Papa, von dem er getrennt lebt, etwas zu erzählen; ein anderer will Fahrrad fahren, weil sein großer Bruder es schon lange kann. Ein Mädchen möchte lesen lernen, weil es von der Mutter, die normalerweise vorliest, unabhängig werden möchte und selbst bestimmen will, wann eine Geschichte weiter geht; ein anderes möchte lernen alleine mit dem Bus zu fahren, damit es seine Freundin besuchen kann. Auf der Grundlage des Lebenstriebes lernen Kinder mit Spaß und aus freien Stücken, um fähig, integriert und sozial anerkannt zu sein.

Lernen ist allgegenwärtig.

Es stellt sich also beim Thema Lernprobleme nicht die Frage, ob ein Kind lernt oder nicht, sondern **was** ein Kind lernt und **was es nur eingeschränkt** oder **gar nicht lernt**.

Kinder die nichts lernen gibt es ebenso wenig wie Kinder, die nicht lernen wollen. Jedes Kind lernt und jedes Kind will lernen. Niemand und erst recht kein Kind mag das Gefühl unfähig sein. Betrachtet man Lernen aus dieser Warte, ist die Aussage, die einige Eltern oder auch Pädagogen treffen: „Mein/ dies Kind will nicht lernen“ zu kurz geblickt. Oder kennen Sie ein Kind, welches nicht fähig sein will, welches nicht anerkannt sein will, welches nicht die Dinge beherrschen will, die die „Großen“ können?

Genau hingeschaut stellt sich nicht die Frage ob ein Kind lernen **will,** sondern ob, unter welchen Bedingungen und in welchem Maß es lernen **kann.**

Wir gehen davon aus, dass jedes Kind Lesen, Rechnen, Schreiben, die Dinge von denen wir bei schulischen Lernproblemen sprechen, beherrschen möchte. Denn Lesen, Rechnen, Schreiben gehört zu den existentiell notwendigen Fähigkeiten unserer Gesellschaft. Das haben Kinder oft schon lange vor dem Schuleintritt erkannt. Wirklich nicht lesen wollen oder wirklich nicht schreiben wollen ist genauso abwegig, wie nicht laufen, nicht Rad fahren, nicht mit dem Löffel essen lernen wollen. Wenn ein Kind das Lernen dieser Fähigkeiten verweigert, hat es gute Gründe dafür und diese liegen meist in einer bisher nicht erkannten objektiven Schwierigkeit, die das Lernen behindert oder gar unmöglich macht.

Kinder sind darauf bedacht in jeglicher Art und Weise erfolgreich zu sein. Sie sind darauf bedacht sich gut zu fühlen, etwas zu können und im weitesten Sinne des Wortes „stark" zu sein. Wenn sie merken, dass sie mit etwas keinen Erfolg haben (können), kann ein Vermeiden der Anforderung eintreten. Dies gilt fürs Fahrrad fahren genauso wie fürs Lesen oder Schreiben. Manche Eltern registrieren voller Unverständnis, dass ihr Kind sich bei den Schularbeiten kaum konzentrieren kann, jedoch mühelos Stunden am Computer verbringt, im Chat mit Freunden kommuniziert, Spiele spielt und so weiter. Ein Dreh- und Angelpunkt für die Ausdauer, mit der eine Tätigkeit verfolgt wird, ist der faktische, emotionale oder soziale Erfolg, der mit dem Verhalten oder der Aktion zu erreichen ist. Merkt ein Kind, dass es mit einem Lerngegenstand nicht erfolgreich sein kann, so investiert es in der Regel nicht weiter, es vermeidet ihn so gut es geht, um Frust, Erfolglosigkeit und unangenehme Gefühle zu vermeiden. Aus erwarteter Erfolglosigkeit erscheinen (aus der Sicht der Erwachsenen/Eltern) viele Kinder als faul oder unmotiviert. Gäbe es nichts, was ihr Lernen erschwert, wären sie wahrscheinlich obenauf beim Lernen, denn Kinder wollen lernen. Wenn sie **dauerhaft** nicht „richtig“ lernen, ist das für uns Erwachsene eine Aufforderung genau hinzuschauen und herauszufinden, was dem Kind oder dem Jugendlichen im Wege steht.

Wenn wir bisher von Lernproblemen sprechen, sind also Probleme im schulischen Lernen und Verhalten gemeint. Auch wenn in der Schule das Lernen eines Kindes nicht beginnt. Mit dem Schuleintritt werden oft Schwierigkeiten offenkundig, die vorher nicht sichtbar waren oder noch nicht ins Gewicht fielen. Die Schule fordert neue, andere Leistungen und Fähigkeiten und das schulische Lernen bringt damit neue, andere Hürden für jedes Kind. Diese können einerseits in den Anforderungen, die das Erlernen der Kulturtechniken mit sich bringt, liegen, ebenso gut aber auch in den Anforderungen, die der schulische Alltag stellt, im Einhalten von Regeln, Normen, im Durchhaltevermögen, der Konzentration und so weiter.

Kinder und auch Jugendliche zeigen Schwierigkeiten im schulischen Lernen, weil ihre Lernfähigkeit in grundlegenden Bereichen nicht genügend ausgebildet ist. Wir sehen unsere Aufgabe darin, die noch nicht oder nicht ausreichend erlernten Basisfertigkeiten wie Koordination, Körperbewusstsein, Selbstvertrauen, eine altersadäquate körperliche, mentale wie psychische Standfestigkeit, die Sinnesfähigkeit, den vitalen Willen, soziale Anpassungsfähigkeit, Konzentrationsfähigkeit und die Lernmotivation zu wecken und zu entwickeln und die grundlegende Lernfähigkeit eines Kindes zu stärken.

Doch – das muss gleich gesagt werden – es gibt Grenzen im Bemühen um die Lernfähigkeit, die man nicht überschreiten kann und sollte. Nicht jedes Kind hat trotz eigenen guten Willens und trotz bester Förderung die Möglichkeit alles zu erreichen. Es gibt Kinder, bei denen wir akzeptieren müssen, dass die Lernfähigkeit nicht weiter ausbaubar ist, entweder, weil ihr Potenzial erreicht ist oder weil es irreversible, das Lernen einschränkende Probleme gibt. Ich schreibe dies, weil manche Eltern versuchen aus ihrem Kind mehr „heraus zu holen" als möglich ist. Persönlich und als fühlender Mitmensch kann ich das sehr gut verstehen, doch muss ich darauf hinweisen, dass eine dauernde Überforderung für die Entwicklung eines Kindes fatale Folgen auf körperlicher wie auf seelischer Ebene haben kann.

Es ist wie beim Sport, wenn das Ende der Leistungsfähigkeit erreicht ist, muss es gut sein, überspannt man den Bogen, kann das zu langanhaltenden Schäden führen. Unsere Analysen können auch und gesunderweise dazu dienen, die Grenzen der Leistungsfähigkeit eines Kindes zu erkennen und realistische Perspektiven für das Kind zu benennen. Eine solche Grenze ist für viele Eltern sehr schwer und manchmal auch gar nicht akzeptabel, vor allem dann, wenn sie nicht in die Leistungsnormen und Werte der Familie passt. In diesen Situationen hilft es meist, sich an die Stärken und die Wesensart eines Kindes zu erinnern, diese zu akzeptieren und sich zu vergegenwärtigen, welch unnötigen Stress eine andauernde Überforderung mit sich bringt und wie unglücklich sie macht.

Schule kann gar nicht so schlecht sein, dass sie gesunden Kindern das Lernen verdirbt

Es wird immer wieder der Versuch unternommen allgemeingültige Gründe für das Vorkommen von schulischen Leistungsdefiziten zu finden. Dabei musste schon vieles als Erklärung für mangelhafte Leistungen von Kindern herhalten: das Schulsystem selbst, die praxisferne Ausbildung der Lehrer, die Lehrer selbst, falsche Unterrichtsmethoden, nicht hirngerechtes Lernen und, und, und …

Kürzlich behauptete eine geplagte Mutter aus vollster Überzeugung, ihre Tochter hätte enorme Probleme beim Lesen und Schreiben, da sie es im Anfangsunterricht nach einer „falschen" Methode gelernt hätte. Die Methode wäre nicht dazu geeignet gewesen, ihrer Tochter Lesen und Schreiben begreiflich zu machen, sie hätte zu nachhaltigen orthografischen Schwierigkeiten geführt, unter denen das Kind noch heute in der 6. Klasse leide.

Sicherlich gibt es vieles in Bezug aufs Lernen, die Schule, die Lerninhalte, die Art und Weise wie man den Lernstoff sinnvoll aufbereitet, den Umgang mit Kindern und Jugendlichen zu bedenken, den jeweils aktuellen Bedingungen anzupassen und vielleicht zu verbessern. Die Ansicht, in diesem Bereich lägen wesentliche Ursachen für die Entstehung von Lernproblemen, kann ich jedoch in keiner Weise bestätigen, auch wenn viele Eltern gerne etwas anderes hören würden. Unsere Schule ist nicht so schlecht, dass sie Kindern das Lernen verdirbt, denn Kinder lernen gerne. Keine didaktische Vorgehensweise führt zu eklatanten Lernproblemen, auch wenn sie noch so frontal, einseitig oder nach Meinung Außenstehender „unsinnig" ist.

Es gibt didaktische Vorgehensweisen, die dem einen Kind den Unterrichtsstoff besser zugänglich machen als dem anderen. Das eine Kind lernt besser anschaulich, im praktischen Tun, ein anderes kann damit wenig anfangen, einige Kinder lernen einfacher über das Sehen, andere über das Hören und ein drittes Kind hat einen starken Zugang über Lernen durch Bewegung. Doch die Ursachen für andauernde Lernprobleme sind in didaktischen Vorgehensweisen nicht zu finden.

Die Beziehung zum Lehrer, zur Lehrerin ist ein weiterer Bereich, in dem viele Eltern die Ursachen von schulischen Problemen vermuten. Eine häufig gehörte Erklärung für schlechte schulische Leistungen ist: „Er/Sie hat einfach Pech mit dem Lehrer gehabt." Oder auch: „Die Grundschullehrerin mochte nur Mädchen, mit Jungen kam sie nicht zurecht." Natürlich spielt das Verhältnis zum Lehrpersonal beim Lernen eine Rolle. Ist ein gutes Verhältnis zur Lehrkraft da, stimmt die Atmosphäre, macht das Lernen einfach mehr Spaß. Wobei die Mitschüler meist die ausschlaggebenden und wichtigeren Personen dafür sind, ob ein Kind sich in der Schule wohl fühlt.

Niemand muss den Lehrer lieben, um gut lernen zu können. Ich habe bisher keinen einzigen Fall erlebt, in dem ein schlechtes Verhältnis zum Lehrer oder zur Lehrerin ursächlich für die Entstehung einer Lernproblematik war. Selbst Angst- und Stresssymptome kommen aus anderen Quellen, haben andere Hintergründe als den „strengen", „ablehnenden" Pädagogen, dieser kann die Symptome lediglich mit seinen Reaktionen auf das Kind mildern oder verstärken.

Dass die Meinung, Schule, das Schulsystem und die Lehrer seien für Misserfolge vieler Kinder verantwortlich, so weit verbreitet ist, hat viele Gründe. Zum einen nährt die permanente Reformwut und der andauernde Umbau unserer Schulsysteme die Meinung, Lernerfolge hingen von der Schulform ab und unsere Schulen seien mangelhaft. Die ständigen Debatten und Veränderungen mögen gut gemeint sein, sind faktisch jedoch irritierend und belasten vor allem das Lehrpersonal, das sich manchmal monatlich mit neuen Verordnungen rumschlagen muss und in der eigenen Arbeitsweise nicht zur Ruhe kommt.

Die Meinung ist auch ein Ausdruck der zunehmenden Haltung, Kindern alles Recht machen zu wollen. Als könne ein Kind sich nur dann ohne größeren Schaden entwickeln, wenn perfekte Bedingungen in Schule und Elternhaus vorherrschen. Nur die besten Bedingungen sind für ein Kind gut genug und das Beste ist eine möglichst reibungslose, konfliktfreie, an dem Bedürfnis des Kindes ausgerichtete Umgebung. Aus dieser Sicht mag ein nicht beliebter Lehrer schon eine psychische Belastung für ein Kind darstellen. Es drängt sich die Frage auf, wie ein Kind, dem immer alles Recht gemacht wird, lebensfähig werden soll, wie es lernen soll mit schwierigen Situationen, beruflichen Zwängen, cholerischen Chefs etc. umzugehen.

Oft fehlt Eltern, wenn es um Probleme ihres Kindes geht, ein gesunder Abstand, der es möglich macht das Kind frei von eigenen Schulgefühlen und emotionalen Anbindungen zu sehen. Aus diesem fehlenden Abstand heraus sind dann meist „die Anderen" Schuld, das System, die Schule oder der Pädagoge, der/die/das das Kind nicht richtig fördert, unterstützt oder es einfach nicht richtig sieht. In der Umkehrung sind aus Sicht der Lehrer meist die Eltern diejenigen, die versagt haben.

Diese Schuldzuweisungen sind meines Erachtens ein unsinniges Spiel der Erwachsenen, die nach einer schnellen einfachen Lösung suchen und den realen Fakten, den real vorliegenden Problemen eines Kindes nicht ins Auge schauen. Mit der Diskussion um die Schuldfrage ist keinem Kind geholfen, im Gegenteil, sie bindet viel Energie. Allen Beteiligten und vor allem den Kindern käme es zu Gute, wenn allgemein anerkannt würde, dass es jenseits aller Schuld Ereignisse, Begebenheiten, körperliche Phänomene oder auch soziale Defizite gibt, die zu einem Stolperstein im Lernen werden. Anstatt die Energie in Schuldzuweisungen zu verpulvern, sollte sie für eine klare Sicht auf die Probleme und ihre Lösung eingesetzt werden!

Was bedingt Lernfähigkeit?

Lernfähigkeit ist ein komplexes Gebilde, welches nicht allein von den Gehirnfunktionen abhängt, wie man landläufig meint, sondern von den verschiedensten Fähigkeiten und Fertigkeiten beeinflusst wird. Die Lernfähigkeit wird von:

- der **körperlichen Situation** des Kindes, dem Gesundheitszustand, dem Zustand der Sinne, der visuellen, akustischen, olfaktorischen und empfindenden Wahrnehmungsfähigkeit, dem Körperbewusstsein, den fein- und grobmotorischen Fähigkeiten, dem Zustand der Gehirnfunktionen, genetischen Prädispositionen, von vorhandenen Erkrankungen, Allergien und Medikamenteneinahmen beeinflusst,

• von der **psychischen Situation** eines Kindes bedingt, vom Selbstbewusstsein, dem Zutrauen in seine Fähigkeiten, dem Selbstbild, vom Wesen, seinen Lern- und Lebensstrategien, dem Durchhaltevermögen, der Frustrationstoleranz, der Fähigkeit zur Anpassung, der Leistungsbereitschaft, der Haltung zum Lernen generell,

• von der **sozialen Situation** des Kindes, der Familie, ihren Normen, Werten, den familiären Prägungen, dem Erziehungsstil, von seinen Identifikationsfiguren, seinen negativen wie positiven Vorbildern, der sozialen Situation der Familie, von der Rolle in der Klassengemeinschaft, etc. geprägt,

• von der **Lebensgeschichte**, gemachten Erfahrungen, durchlebten Erkrankungen, erlittenen Unfällen, Traumata und Schocks, Ereignissen und Erlebnissen, die einen nachhaltigen Einfluss hinterlassen haben, beeinflusst.

Ich erhebe bei dieser Aufzählung keinen Anspruch auf Vollständigkeit. Führt man sich die Vielfalt der Bedingungen vor Augen, von denen das Lernen abhängt, kann man sich ausrechnen, wie vielfältig die Ursachen sind, aus denen heraus Lernprobleme resultieren. In den vielen Jahren, in denen ich mit Kindern arbeite, habe ich wie bereits erwähnt keine zwei Kinder mit der gleichen Entstehungsgeschichte eines Problems getroffen. Sicherlich gibt es Parallelen, aber jede Ursache und Entstehungsgeschichte (und damit auch jedes Problem) unterscheidet sich von der anderen, ebenso wie jedes Kind sich von dem anderen unterscheidet. LRS ist eben nicht gleich LRS, Dyskalkulie nicht gleich Dyskalkulie, ein Konzentrationsproblem oder die Folgen einer Hochbegabung schon mal gar nicht, auch wenn sich die Symptome auf den ersten Blick ähneln. Symptome sind nichts anderes als ein allgemeines Warnsignal, das sagt: „Hallo, hier stimmt (wahrscheinlich) etwas nicht. Kümmert euch um mich."

Die Frage, die sich ein verantwortungsvoller Therapeut oder Pädagoge stellen sollte, ist, warum ein Kind diese Symptome zeigt. Hat es Anpassungsprobleme? Ist es verunsichert? Hat es Probleme innerhalb der Wahrnehmung und wenn ja welche? Traut es sich nichts zu? Ist seine Merkfähigkeit beeinträchtig und warum? Je genauer die Hintergründe sichtbar werden, desto effektiver ist die Hilfe, die das Kind erhalten kann. Um diese Genauigkeit haben wir uns in den folgenden Fallschilderungen bemüht. Sie ist uns durch das Verfahren der Teschler Bildanalyse möglich. Die guten und andauernden Erfolge unseres therapeutischen Vorgehens fußen auf den Ergebnissen und Informationen, die wir aus der Bildanalyse erhalten.

Ich nehme Sie anhand der folgenden Beispiele mit in die Welt der Kinder, die Lernprobleme erleben oder sogar erleiden. Ich möchte bei Ihnen das Verständnis dafür wecken, was zu einer Hürde im Lernen werden kann und deutlich machen, wie eine effektive, an die Ursachen angepasste Hilfe aussehen kann. Denn darum geht es bei der Auseinandersetzung natürlich letztendlich: Interventionen zu ermöglichen, die dem Kind helfen seine Lernlust und seine Lernfähigkeit zurück zu erlangen.

So entstehen Lernprobleme...

...beispielsweise LRS (Lese/Rechtschreibschwäche)

Als hauptsächliche Ursachen für Schwierigkeiten beim Schriftspracherwerb werden in der Literatur zu LRS genetische Defekte, visuelle und phonologische Wahrnehmungsprobleme (das Sehen und Hören betreffend) benannt. Diese Einschätzungen sind sicherlich richtig, greifen jedoch eindeutig zu kurz, denn zum einen gibt es eine Vielzahl anderer Ursachen, die LRS Symptome mit sich bringen und andererseits eine Menge Gründe, aus denen heraus eine Wahrnehmungsproblematik rührt, die nicht mit schlechter Sehfähigkeit (die könnte man ja mit einer Brille beheben) oder mangelndem Hörvermögen (das wäre ebenfalls einfach zu korrigieren) zu erklären ist. Unsere Befundaufnahme liefert hier Informationen, die uns verstehen lassen, warum es zu den Symptomen kommt, welche Ereignisse/Faktoren den Schriftspracherwerb beeinträchtigen und wie Wahrnehmungseinschränkungen konkret entstehen.

Ich stelle Ihnen betroffene Kinder und ihre Geschichte vor. So können Sie sich ein Bild davon machen, wie wir mit unserer Methode agieren. Ich habe einerseits Beispiele ausgesucht, die charakteristisch für die Auffälligkeit sind, weil sie immer wieder in ähnlicher, wenn auch nicht in derselben Weise vorkommen und solche, die besonders ungewöhnlich sind, in denen Zusammenhänge deutlich werden, für die es herkömmlicherweise keinen Zugang gibt.

Leon

Leon ist in der vierten Klasse, er ist eigentlich kein schlechter Schüler, aber die Eltern sind mit seinen Leistungen nicht zufrieden. Sie meinen, er „stehe auf dem Schlauch", bringe nicht das, was er bringen könnte. Vor allen Dingen die Rechtschreibung macht ihm Probleme. Seine Diktate sind nie besser als ausreichend, manchmal sogar schlechter. In der Klasse beteiligt er sich nur schleppend am Unterricht, meldet sich selten, spricht nur dann, wenn die Lehrerin ihn auffordert. Seine Familie hat höhere Erwartungen an ihn, der Vater ist Rechtsanwalt mit einer eigenen Kanzlei, die Mutter halbtags berufstätig in einem Steuerberaterbüro. Leon sollte nach Wunsch der Eltern eigentlich das Gymnasium schaffen, laut Empfehlung ist das jedoch derzeit, ein ¾ Jahr vor dem Schulwechsel, fraglich.

Leon tritt schüchtern auf, es fällt ihm schwer mich anzuschauen und den Blick zu halten. Er bleibt in der Nähe seiner Mutter und spricht nur, nachdem ich ihn etwas gefragt habe. Mein erster Eindruck ist der eines in sich zurückgezogenen Kindes, das es schwer hat sich zu öffnen. Die Fragen die sich stellen sind, warum Leon zurückgezogen/schüchtern ist, warum er in seiner Leistungsfähigkeit eingeschränkt ist und ob beides miteinander in Verbindung steht.

In der Befundaufnahme, die sowohl aus einer klassischen Anamnese als auch aus unserer Bildanalyse besteht, stellt sich heraus, dass Leons Zurückgezogenheit von einer existenziellen Kränkung und Zurücksetzung herrührt, die er im Säuglingsalter erlebt hat. Leons Mutter erkrankte kurz nach seiner Geburt schwer, musste über mehrere Wochen stationär im Krankenhaus behandelt werden, konnte ihn in der Zeit nicht bei sich behalten und war auch nach dem Krankenhausaufenthalt so geschwächt, dass sie ihn nur mit Mühe versorgen konnte.

In der Folge wurde Leon teils vom Vater, teils von seiner Großmutter versorgt und betreut, die jedoch auch berufstätig war. Alle Beteiligten gaben ihr Bestes, dennoch ging diese erste Lebensphase für Leon mit grundlegenden Entbehrungen der Zuwendung einher. Gravierend wirkte sich vor allem die Zeit, in der die Mutter aus dem Krankenhaus zurück war, jedoch keine Kraft hatte ihm ihre Aufmerksamkeit zu schenken, als Zurückweisung auf den kleinen Jungen aus. Wie soll ein Säugling die Kraftlosigkeit der Mutter verstehen? Im Allgemeinen ist es für das Erleben eines Säuglings unerheblich, aus welchem Grunde er Vernachlässigung erfährt, ob beabsichtigt, aus Unfähigkeit heraus oder auf Grund objektiver Probleme der Eltern.

Es gibt in jedem Kind, ganz gleich, wie groß, klein, jung oder alt es ist, Mechanismen, um mit solchen belastenden Situationen umzugehen. Welche Mechanismen zum Zuge kommen kann man nicht vorausschauend sagen, denn jedes Kind hat seine eigene Logik. Es zieht seine eigenen „Schlüsse“ aus Erlebnissen und Prägungen, die auf der Wesensart des Kindes fußen. Leon zog sich aufgrund der Situation von der Welt zurück. Er distanzierte sich und kapselte sich ab, wie man umgangssprachlich sagt und war durch die Situation tief verunsichert. Das mag für den Moment eine sehr verständliche Reaktion gewesen sein.

Ein Problem entstand jedoch dadurch, dass dies zu einer ständigen Haltung wurde, die er allen Dingen des Lebens entgegen brachte. Aufgrund der erlebten emotionalen Verletzung wurde er zu einem verschlossenen und verunsicherten Kind.

Die Haltung hatte Folgen bis ins Lernen hinein, denn eine allgemein erworbene Haltung zum Leben und die Haltung zum Lernen sind nicht voneinander zu trennen. Negativ aufs Lernen wirkten sich sowohl seine Unsicherheit, wie auch die mangelnde Aufmerksamkeit gegenüber seiner Umwelt aus, die das Abgekapseltsein mit sich brachte. Im Unterricht war er in der Folge mehr in sich gekehrt als nach außen gewandt. Er realisierte auf Grund seiner allgemeinen Zurückhaltung weniger was vor sich geht, was wiederum seine Unsicherheit verstärkte. Gerade beim Lesen und Schreiben wirkte sich die Verunsicherung besonders aus, was auch bei anderen verunsicherten Kindern oft zu spüren ist. Die Unsicherheit lässt die Kinder bereits Gelerntes immer wieder in Frage stellen und führt vor allem in der Orthografie zum Einbau von Fehlern, da das betroffene Kind seinem eigenen Wissen nicht traut.

In der Lerntherapie, die ich mit Leon im Anschluss an die Befundaufnahme durchführte, arbeitete ich mit ihm an dem Aufbau seines Selbstbewusstseins, seiner inneren Stabilität und an seiner Aufmerksamkeit. Mit unseren körpertherapeutischen Übungen und Mentaltechniken[2] konnte Leon die Folgen der emotionalen Verletzung überwinden, zu einer neuen Haltung dem Lernen (Leben) gegenüber kommen und erkennen, wieviel einfacher das Lernen für ihn ist, wenn er mehr da ist, wacher und aufmerksamer am schulischen Geschehen und am Leben überhaupt teilnimmt.

[2] Ausführlich dargestellt in: Frauke Teschler: Fit fürs Lernen, Polarity-Verlag, 2008

Erfolge in der Schule ließen dann auch nicht lange auf sich warten und wurden nach einem Schulwechsel und durch einen neuen Klassenlehrer, von dem er sich besonders angenommen fühlte, noch unterstützt.

Zwischenruf: Jedes Kind ein eigenes Wesen

In den universitär-wissenschaftlichen Betrachtungen von Lernproblemen werden Störungen meist unabhängig von dem „Ort" an dem sie geschehen, nämlich dem Kind, betrachtet. Das Problem wird erkundet, gewichtet, gemessen, analysiert, als könne man es wie einen Gegenstand behandeln, wie die kranke Niere, die man austauscht oder das defekte Trommelfell, das man ersetzt. Man will wissen, was ES ist, wie ES zu Stande kommt, um IHM dann den Garaus zu machen.

Nun geschehen diese Störungen und Auffälligkeiten jedoch im Zusammenhang mit Menschen, Kindern. Und Kinder haben die Eigenart, dass sie nicht wie eine Maschine auf Vorkommen, Erlebnisse, Schwierigkeiten, Hindernisse reagieren, und so spielt bei der Entstehung von Lernproblemen ein Faktor eine wesentliche Rolle: die Persönlichkeit, besser und genauer gesagt die Wesensart des Kindes!

Kein Kind reagiert in gleicher Weise auf ein Geschehen (handelt es sich dabei um ein Erlebnis, ein körperliches Problem oder eine Zurückweisung, um nur ein paar Möglichkeiten zu nennen) wie ein anderes. Die Reaktionen und Umgangsweisen werden von der Wesensart des Kindes geprägt. Die Wesensart ist etwas, was schon viele Eltern zum Verzweifeln gebracht hat, nämlich dann, wenn sie die Reaktionen und Verhaltensweisen ihres Kindes einfach nicht mit ihren Erziehungsbemühungen und Erziehungszielen überein bekamen. Die Wesensart eines Kindes ist in aller Regel erziehungsresistent, Eltern und Erzieher können sich buchstäblich auf den Kopf stellen, an bestimmten grundlegenden Verhaltensweisen ändern ihre Maßnahmen nur wenig.

Die Wesensart eines Kindes ist das Grundmuster, in dem es der Welt begegnet. Das eine Kind hat eine Kämpfernatur, die es immer wieder dazu bringt aufzustehen und weiter zu machen, selbst wenn es Rückschläge eingesteckt hat, ein anderes ist eher ruhig, zurückhaltend, schon der geringste Widerstand kann zur großen Hürde werden. Ein nächstes bringt großes Interesse für intellektuelle Beschäftigungen (lesen, verstehen, diskutieren) mit, ein anderes geht ganz und gar in den praktischen Dingen des Lebens auf. Ein Kind sucht ständig neue Herausforderungen und hat große Pläne, ein anderes mag nicht gefordert werden, es fühlt sich am wohlsten, wenn es in Ruhe gelassen wird. (Für viele Eltern auch sehr schlimm: die Mädchen, die partout nur "Rosa" tragen wollen, selbst wenn die Mutter Feministin ist und wissenschaftliche Untersuchungen belegt haben, dass "Rosa" eine Farbe ist, die schwächt.)

Die Entstehungsgeschichte sehr vieler Lernprobleme kann man nur im Kontext der Wesensart eines Kindes verstehen (siehe Leon). Wir Menschen sind eben keine Maschinen, die berechenbar auf immer gleiche Weise funktionieren, wir können entscheiden, was wir tun, uns einsetzten oder nicht, in eine Sache investieren oder andere für uns engagieren. Wie wir uns entscheiden oder ausrichten, bestimmt die Art des Umgangs mit Problemen, Ereignissen, Begebenheiten und damit auch die Art und Weise, in der sich ein Problem entwickelt und ausprägt. Dies gilt für Kinder ganz genauso wie für jeden Erwachsenen.

Pia

Pia besucht die zweite Klasse der Grundschule. Sie ist ein sehr lebhaftes und aufgewecktes Kind, das kein Blatt vor den Mund nimmt. Sie stürmt in meine Praxis, begrüßt mich neugierig und erzählt sofort von ihren heutigen Erlebnissen in der Schule.

Ihre Mutter berichtet, dass es bisher in Pias Entwicklung gar keinen Grund zu der Annahme gab irgendetwas könne schief gehen, nicht so gelingen wie es solle. Sie habe eine Säuglings-, Kleinkind- und Kindergartenzeit ohne jegliche Auffälligkeit erlebt, sei immer ein sozial integriertes und anerkanntes Kind gewesen, nur jetzt auf einmal habe sie Probleme. Sie habe sich sehr auf die Schule gefreut und voller Begeisterung in der ersten Klasse begonnen. Mittlerweile gehe sie jedoch nicht mehr gern zur Schule, mache die Hausaufgaben nur unter starkem Druck, habe Bauchschmerzen, wenn sie zur Schule gehen soll. Konkret falle ihr vor allem die Rechtschreibung schwer. Sie mache dabei viele Fehler und man wisse nicht wieso. In der Familie habe man schon versucht sie mit Kinderbüchern zum Lesen zu bewegen, denn sie liebe Geschichten, aber freiwillig würde sie es nicht tun.

In unserer Befundaufnahme stellt sich heraus, dass Pia mit ca. zwei Jahren einen Unfall hatte, bei dem sie aus ihrem Kinderstuhl fiel und sich den Kopf an einer Tischkante anschlug. Sie sei danach benommen gewesen, so dass die Eltern mit ihr ins Krankenhaus fuhren, die Ärzte behielten sie über Nacht zur Beobachtung im Krankenhaus, konnten jedoch keine Verletzung, Gehirnerschütterung o.ä. feststellen.

Mit Hilfe der Bildanalyse konnten wir feststellen, dass der Unfall prägende Folgen für Pias Wahrnehmungsfähigkeit hatte. Durch den Sturz hatten sich ihre Schädelknochen minimal verschoben, auf einer Hirnhälfte lastete dadurch ein höherer Druck und die betroffene Gehirnpartie arbeitete nicht so gut, wie die andere. Diese Tatsache führte dazu, dass Pia visuelle Wahrnehmungsprobleme hatte, obwohl keine messbaren Sehprobleme festzustellen waren. Sie hatte eine uneingeschränkte Sehkraft, nur die Verarbeitung des Gesehenen geschah nicht reibungslos. Der Unfall hatte zu Einschränkungen im Bereich der Gehirnfunktionen geführt, die für differenziertes, kleinteiliges Sehen benötigt werden und zudem bewirkt, dass sie Gesehenes nicht so gut speichern konnte wie andere Kinder. Das hatte in ihrem Leben bisher keine große Rolle gespielt, im Schriftspracherwerb wurde es jedoch zu einer Hürde, da dieser eine sehr differenzierte visuelle Wahrnehmungsfähigkeit erfordert.

Wir empfahlen der Familie eine osteopathische Behandlung, mit deren Hilfe Einfluss auf die Schädelknochen genommen wird, sie reguliert werden und der Druck von dem betroffenen Gehirnareal genommen werden kann. Im Anschluss führte ich die Behandlung weiter, arbeitete mit Pia an ihrer Sinnesfähigkeit, an ihrer visuelle Wahrnehmungsfähigkeit und reaktivierte die Gehirnfunktionen, die durch den Unfall in Mitleidenschaft gezogen worden waren. Nach zwei Monaten zeigten sich die ersten Erfolge in der Schule, Pia konnte sich die richtige orthografische Schreibweise eines Wortes mit der Zeit besser merken, schrieb eine Drei statt einer Fünf im Diktat. Kurz darauf verlor sie ihren Widerwillen dem Lesen gegenüber und begann Bücher zu verschlingen, ganz ohne Aufforderung und Druck der Eltern. Sie sagte mir ganz stolz: „Die Lehrerin hat gesagt, ich soll so weiter machen. Sie schimpft auch gar nicht mehr mit mir."

Zwischenruf: Visuelle Verarbeitungs- oder konstruktive visuelle Wahrnehmungsstörung?

Auf diese Begriffe stößt man immer wieder in medizinisch-psychologischen LRS-Diagnosen, wenn es um Erklärungsansätze für die Entstehung der Lese/Rechtschreibschwäche oder der Legasthenie geht. Doch was verbirgt sich hinter diesen für Laien kryptisch klingenden Bezeichnungen? Die Begriffe sind aus dem Tatbestand entsprungen, dass es Kinder gibt, die trotz vorhandener uneingeschränkter Sehkraft des Auges nicht richtig sehen können oder sich Gesehenes nur schwer merken können.

Um lesen, schreiben und rechnen zu können, muss ein Kind über eine differenzierte visuelle Wahrnehmungsfähigkeit verfügen. Das Lesen besteht in der Dechiffrierung von kleinen schwarzen Linien, Punkten und Kurven, in denen ein Kind Buchstaben und deren Bedeutung erkennen können muss. Die

Genauigkeit des Sehens, die dafür notwendig ist, kann eine große Hürde für ein Kind darstellen. Charakteristisch dafür ist beispielsweise die Schwierigkeit ein „b" von einem „d" zu unterscheiden oder ein „q" von einem „p" - Buchstaben, die große Ähnlichkeiten aufweisen. Eine noch größere Rolle spielt meines Erachtens jedoch die visuelle Merkfähigkeit bei der Entstehung dieser Probleme, auch wenn man darüber in den Schriften die sich mit dem Thema befassen keine Aussagen findet.

Kinder lernen das Lesen und Schreiben in verschiedenen Phasen. Eine der ersten Phasen ist es zu verstehen, dass beim Lesen und Schreiben Laute in Buchstaben umgesetzt werden. In vielen Eingangsklassen lernen die Kinder im Anfangsunterricht als erstes die lautgetreue Übersetzung der Buchstaben. Sie werden angehalten Laute in den Worten zu hören und selbst etwas lautgetreu aufzuschreiben. Hierbei wird zu Beginn kein Wert darauf gelegt, ob die Schreibweise orthografisch 100% richtig ist.

In einer nächsten Phase müssen die Kinder verstehen, dass die richtige Schreibweise oft von der lautgetreuen Umsetzung der Buchstaben abweicht. Sie müssen die orthografisch richtige Schreibweise lernen. Dabei spielt es eine wichtige Rolle sich Worte zu merken und ein Wortbild abspeichern und abrufen zu können. Hierbei haben sehr viele Kinder mit so genannten visuellen Verarbeitungs- oder konstruktiven visuellen Wahrnehmungsstörungen große Probleme. Ihre visuelle Merkfähigkeit ist eingeschränkt. Wenn sie ein Wort hören, können sie dazu nicht das passende Wortbild abrufen. Sie sind nicht in der Lage vor ihrem inneren Auge das Wort zu sehen und haben dementsprechend große Probleme, sich die orthografisch korrekte Schreibweise zu merken.

Die Schwäche wirkt sich auch aufs Lesen aus, denn flüssiges Lesen lebt davon, dass ich Worte schnell erkenne und nicht jedes Wort aus den einzelnen Buchstaben zusammen "lautieren" muss. Für Leseanfänger ist das Zusammensetzten eines Wortes aus seinen einzelnen Lauten ein normaler Prozess, der mit der Zeit durch das schnelle Erkennen von immer mehr Worten überwunden wird. Kinder, die kein ausreichendes visuelles Wortgedächtnis haben, sind jedoch auf das Zusammensetzen der Worte aus einzelnen Buchstaben angewiesen. Ihr Lesen ist dementsprechend langsam, jedes Wort ist neu, jedes Wort muss neu lautiert werden, denn die Wortbilder bleiben einfach nicht „hängen". Die Kinder sind meist so sehr mit dem richtigen Lautieren beschäftigt, dass sie gar nicht dazu kommen, den Sinn des Gelesenen zu erfassen. Fragt man was sie gelesen haben, wischen sie sich - bildlich gesprochen - den Schweiß von der Stirn und sind ratlos. Das Lesen hat ihre ganze Aufmerksamkeit gefordert, für den Sinn war nichts mehr übrig.

Für die Entstehung dieser Art der Wahrnehmungsstörung gibt es unterschiedliche Hintergründe. Ihnen allen ist gemeinsam, dass es bei den betroffenen Kindern Behinderungen im Bereich der Aufnahme und Verarbeitung von visuellen Sinneswahrnehmungen gibt. Diese können im Auges selbst oder in den Sehnerven liegen, in Gehirnteilen, die an der Verarbeitung von visuellen Eindrücken beteiligt sind oder auch in den Psyche des Kindes begründet sein. Letzteres ist möglich, wenn Ereignisse oder Traumata dazu geführt haben, dass ein Kind „nicht mehr richtig hinschaut", was in diesem Fall eine Umschreibung dafür ist, sich nicht mehr mit der Realität auseinanderzusetzen, konfrontieren zu können oder zu wollen.

Leonie

Ich lernte Leonie, die damals neun Jahre alt war, in einem Schulprojekt kennen, in dem ich gemeinsam mit einer befreundeten Lehrerin Förderkinder in den Nachmittagsstunden in den Körperübungen der Teschler Lernförderung unterrichtete. Leonie machte unsere Körperübungen sehr gern und war in der Fördergruppe voll dabei. In Bereichen, in denen es nicht um Bewegung ging, war sie jedoch recht unsicher. Schreiben und Lesen waren ihre größten Probleme. Wenn sie an der Tafel etwas schreiben sollte, wurde sie ganz still, wusste nicht wie man es richtig macht und schrieb viele Worte fehlerhaft.

Ich erkundigte mich bei der Klassenlehrerin nach Leonie und erfuhr, dass ihre Mutter alleinerziehend ist, sie noch jüngere Geschwister hat und - da die Mutter berufstätig sei und wenig Zeit für sie habe - Leonie überwiegend bei ihren Großeltern aufwuchs. Die Großeltern seien recht streng mit ihr und würden sie wohl, so die Wortwahl der Lehrerin, recht hart anfassen. Insgesamt hatte sie den Eindruck, Leonie erhalte wenig Ermutigung zu Hause, was schulische Dinge anbelange.

Ohne eine genaue Befundaufnahme/Anamnese machen zu können - die schulische Situation ließ das nicht zu - arbeitete ich einige Stunden lerntherapeutisch mit Leonie an dem Thema Lesen und Schreiben. In diesen Stunden stellte sich heraus, dass Leonie eine sehr schlechte Meinung von sich und ihren Leistungen hatte, wenig Selbstvertrauen besaß und fast immer Angst hatte etwas falsch zu machen. Im Grunde genommen war sie keine schlechte Schülerin, auch nicht was die Rechtschreibung betraf. Sie verfügte über gute Kenntnisse der richtigen orthografische Schreibweise. Aufgrund von Ängstlichkeit und mangelndem Selbstvertrauen hatte sie jedoch immer wieder emotionale „Black Outs", die das richtige Schreiben unmöglich machten. Ihre Unsicherheit führte außerdem dazu, dass sie an der Art, wie sie ein Wort im Gedächtnis hatte, zweifelte und in Frage stellte, ob sie wirklich die richtige Schreibweise kenne und dann in bekannte Wort Fehler einbaute, weil sie sich selbst nicht vertraute.

In den Einzelstunden konnte sie mit Hilfe unserer Mentaltechniken in Erfahrung bringen, dass die Ängstlichkeit ihr das richtige Schreiben „vermasselt". Sie konnte spüren, wie gut ihre Rechtschreibkenntnisse eigentlich sind und dass ihre Selbstzweifel und ihre Unsicherheit unbegründet sind. Diese Einsichten gaben ihr sehr viel Mut und änderten ihre Schreibprobleme im Nu. Die Lehrerin bemerkte kurze Zeit später, dass Leonie sich gar nicht mehr vor dem Schreiben an der Tafel scheute und auch beim lauten Vorlesen sicherer war als noch ein paar Wochen zuvor.

Zwischenruf: Lernen, Erziehung und Selbstvertrauen

Vielleicht haben Sie beobachten können, wie sehr sich das Selbstvertrauen eines Kindes auf sein Lernverhalten auswirkt, denn ein gesundes Selbstvertrauen ist eine wichtige Grundlage für einen erfolgreichen Lernprozess. Naturgemäß gibt es einen einfachen Grund für diesen Zusammenhang: im Lernen begegnet ein Kind Dingen, die es (noch) nicht kennt oder beherrscht, die es erst im Lernprozess erwirbt.

Hat ein Kind eine positive Haltung zu sich selbst, zu seinen Fähigkeiten und „der Welt“, machen ihm diese Herausforderungen Spaß, weil es sich und anderen dadurch beweist, dass es etwas kann. Es nimmt den Lernerfolg als Anreiz und Bestätigung für sich selbst. Es erlebt: ich kann etwas, ich bin stark. Kinder mögen das, ja, sie wollen die Erfahrung machen erfolgreich zu sein. Ein Misserfolg im Lernen wird von selbstbewussten, stabilen Kindern nicht als unüberwindliche Hürde, sondern als Aufforderung und Ansporn erlebt, auch wenn zwischendurch schwierige Phasen Anstrengung verlangen.

Kindern, die wenig Zutrauen zu sich und ihren Fähigkeiten haben oder Kinder, die nicht gelernt haben sich für etwas anzustrengen, mangelt es an der inneren Kraft, die Hürde des Nichtkönnens zu überwinden. Das Nichtkönnen wird nicht als Ansporn erlebt, es kann zu nachhaltigem Unfähigkeitserleben werden. Misserfolge werden als Bestätigung für die eigene schlechte Meinung über sich verstanden und müssen dafür herhalten sich ganz von den Aufgaben („Ich kann das ja sowieso nicht!“) zurückzuziehen.

Beim Aufbau eines gesunden und vitalen Selbstvertrauens spielt die Erziehung eine entscheidende Rolle. Wesentlich in der Erziehung ist, ob ein Kind im Laufe seines Lebens ermutigt wurde und die Erfahrung machen konnte, dass es fähig ist und etwas kann oder ob es entmutigt wurde und kein Selbstvertrauen, das heißt Vertrauen in sein Tun und in seine Fähigkeiten, entwickelt hat.

Es gibt zwei grundlegende Erziehungsstile, die den Hintergrund von elterlich/pädagogisch bedingten Lernproblemen bilden und das Selbstvertrauen sowie die Handlungsfähigkeit eines Kindes negativ beeinflussen. Zum einen ist es die Überversorgung/Verzärtelung und zum anderen die Zurückweisung und Ablehnung eines Kindes. Beide Erziehungsstile sind in ihrer Art außerordentlich gegensätzlich, führen aber letztendlich zu ähnlichen Problemen. Sowohl das verwöhnte als auch das zurückgewiesene/reglementierte Kind, wird in seiner Handlungsfähigkeit, in seinem Können und in seinem Selbstvertrauen eingeschränkt.

Ein verwöhntes Kind ist ein Kind, dem die Verantwortung und Eigeninitiative abgenommen wird. Es ist ein Kind, bei dem die Mutter den Streit mit seinen Freunden schlichtet, das Butterbrot schmiert, dem sie das Zimmer aufräumt, die Schuhe bindet, putzt und das Geschirr vom Tisch räumt. Es ist ein Kind, welches keine festen Aufgaben in der Familie übernimmt und sich nicht anstrengt, um etwas zu erreichen. Mit diesen „fürsorglichen“ Tätigkeiten werden Probleme und Schwierigkeiten, an denen Kinder wachsen können, von ihnen ferngehalten. Kinder, die verwöhnt werden, lernen nur in beschränktem Maß etwas selbst zu tun und sie machen dadurch leider auch nicht die Erfahrung, dass sie etwas können. Verwöhnte, verzärtelte Kinder haben in ihrer Entwicklung nicht die nötige innere Stärke, das nötige Selbstvertrauen und die Ernsthaftigkeit erlangen können, die ein Kind braucht, um schulische Anforderungen ebenso wie Anforderungen, die das Leben stellt, durchzuhalten.

Zurückweisung, überzogene Strenge und Ablehnung stellen für Kinder ein ähnliches Problem dar, da sie zu einer nachhaltigen Entmutigung führen. Wird ein Kindes allzu oft kritisiert und reglementiert (wie es bei Leonie anscheinend der Fall war), wird ihm mit Ablehnung oder Desinteresse begegnet, so verliert es sowohl den Mut als auch die Lust etwas zu tun. Es traut sich nicht einen Turm zu bauen, es hat keine Lust (mehr) ein Bild zu malen, weil es negative Reaktionen oder eine „Nichtbeachtung“ als Antwort auf sein Tun bekommt und diese mit der Zeit auch erwartet. Im späteren Leben haben abgelehnte Kinder wenig Mut eine Aufgabe selbstständig zu lösen. Sie rechnen damit, für ihr Tun bestraft zu werden, sind verunsichert und haben kein Vertrauen in ihre Fähigkeiten. Sie können wenig, denn sie haben nicht gelernt, dass das, was sie tun anerkannt und respektiert wird und dass es einen Wert hat.

Kinder, die sich stark fühlen und selbstbewusst sind, gehen neue Aufgaben von alleine an, suchen sich Herausforderungen und probieren eine Sache so lange aus, bis sie den Punkt des Könnens erreicht haben. Kinder, die sich nichts zutrauen, suchen selten neue Herausforderungen. Sie suchen im allgemeinen Aufgaben, von denen sie aus vorhergehender Erfahrung wissen, dass sie diese lösen können. Sie müssen immer wieder nachhaltig ermuntert werden unbekannte Lernbereiche anzugehen, da sie aus sich heraus nicht den Ansporn haben neue Aufgaben zu bewältigen.

Ein Kind kann dann ein gesundes Selbstvertrauen entwickeln, wenn es einen ausreichenden und zugleich einen sicheren „Spiel“raum hat, eigene altersgemäße Aufgaben zu bewältigen. Wenn es die Erfahrung machen darf etwas zu können und erlebt, wie es Schwierigkeiten - sei es beim Malen, beim Zähneputzen, Abwaschen oder Klettern - überwindet, auch wenn nicht immer alles leicht ist. Mit jeder neu erfüllten Aufgabe steigt der Erfahrungsschatz, steigert ein Kind seine Handlungskompetenz und baut sein Selbstvertrauen aus.

...beispielsweise allgemeine Lern-/Leistungsschwäche

Viele Kinder stehen beim schulischen Lernen in breiter Linie „auf dem Schlauch". Sie bringen nicht die Leistungen, die von ihnen zu erwarten wären und haben in mehreren Fächern gleichzeitig schlechte oder unterdurchschnittliche Noten. Man kann bei ihnen keine sogenannte Teilleistungsstörung (Störung in einem begrenzten Teil der schulischen Leistungen) ausmachen, sondern ein allgemeines Leistungsdefizit.

Frida

Frida ist ein lustiges zwölfjähriges Mädchen, welches das Gymnasium besucht. Sie ist „im Prinzip" sehr gut in der Schule, hat eigentlich keine Probleme mit dem Stoff, im Unterricht gibt es keine Auffälligkeiten, allein die Klassenarbeiten sind problematisch. Sie schreibt regelmäßig Fünfen und Sechsen. Besonders ungewöhnlich ist zudem, dass Frida bei unangekündigten Tests wiederum sehr gute Noten erzielt.

Die Klassenlehrerin hat keine Erklärung für die Diskrepanz zwischen ihren mündlichen und schriftlichen Leistungen. Die Eltern sind verzweifelt, sie wissen nicht, wie sie ihrer Tochter helfen können. Sie vermuten, es gäbe einen Zusammenhang zwischen einer genetisch bedingten Hörproblematik, unter der auch andere Familienmitglieder leiden und ihren auffälligen Leistungen. Die Hörproblematik ist so weit wie möglich behoben, denn die Familie hat bereits alles unternommen, was man in dieser Hinsicht unternehmen kann. Von Seiten des Vaters besteht so etwas wie ein schlechtes Gewissen der Tochter gegenüber, denn in seiner Erbfolge taucht die Hörproblematik auf. Er möchte auf gar keinen Fall, dass Frida unter „seinen Genen" leidet und hat von daher alle Hebel in Bewegung gesetzt, um ihr Manko auszugleichen.

Die Befundaufnahme ergibt, dass Fridas Probleme keine (gravierenden) realen körperlichen Hintergründe haben. Eine geringe Hörproblematik ist zwar vorhanden, sie beeinträchtigt jedoch ihre schulischen Leistungen in keiner Weise.

Fridas Auffälligkeiten sind vielmehr eine Folge ihrer Lern- und Lebenshaltung, bei deren Entstehung die Tatsache, ein Handicap zu haben, sicherlich eingeflossen ist, jedoch keine direkte Rolle spielt. Frida hat durch die vielen Arztbesuche und die Sorgen ihrer Eltern die Haltung gewonnen, dass sie „etwas hat" und nicht so ist wie Andere. Gleichzeitig hat sie die Erfahrung gemacht, durch dieses Handicap Aufmerksamkeit zu bekommen. Die Sorgen ihrer Eltern sind für Frida ein Gewinn, denn die Eltern kümmern sich vermehrt um sie, bemitleiden sie sogar, weil sie befürchten, Frida könne nicht so gut lernen wie andere Kinder und unterstützen sie, wo es nur geht.

In der Schule erlebt Frida nun aber, dass sie eigentlich gar keine Einschränkungen hat und gar nicht schwächer ist als andere Kinder, im Gegenteil, sie ist eigentlich sogar überdurchschnittlich leistungsfähig. Diese Tatsache passte in zunehmendem Maße nicht mit ihrer bisherigen Einstellung überein. Frida hatte sich die Lebenshaltung zugelegt: „Es ist besser, wenn ich nicht zeige was ich kann, wenn ich in der zweiten Reihe bin und nicht auffalle." Mit sehr guten Noten fällt man aber in der Schule auf. Mit guten Noten bin ich exponiert, sowohl Lehrer als auch Mitschüler erwarten etwas von mir, ich stehe als guter Schüler als „starker" Mensch im Rampenlicht. Da Frida eine sehr beliebte und angesehene Mitschülerin war, bestand bei ihr auch nicht die Gefahr, als unsoziale Streberin in Verruf zu geraten.

Fridas sehr gute Leistungen passten einfach nicht in das Lebenskonzept, welches sie sich aufgrund des Handicaps und der Reaktionen ihrer Eltern angeeignet hatte. Sie schrieb unbewusst schlechte Noten in den Klassenarbeiten, damit sie ihre Lebenshaltung: „Es ist besser, wenn ich nicht so stark bin, dann ist mir die Unterstützung/Aufmerksamkeit der Anderen sicher" beibehalten konnte.

Wir konnten Frida auf zweierlei Weise helfen. Zum einen arbeiteten wir mit ihren Eltern in einem Elterncoaching daran, Frida nicht mehr als gehandicaptes und bemitleidenswertes Mädchen wahrzunehmen und zu behandeln. Wir verdeutlichten den Eltern die Folgen dieser Sichtweise auf ihre Tochter und zeigten auf, wie wenig die Haltung begründet ist.

Im Schülercoaching erarbeiteten wir mit Frida eine neue Haltung zu sich und zum Lernen. Wir bauten mit Hilfe von Körperübungen ihren Mut auf, stabilisierten ihr Selbstbewusstsein und ermöglichten über mentale Arbeitstechniken die Erfahrung, wie vorteilhaft es ist und wie gut es sich anfühlt, als starke, fähige und selbstbewusste Schülerin dazustehen.

Es dauerte einige Wochen, bis die Interventionen fruchteten. Wichtig für den Erfolg war vor allem die veränderte Haltung der Eltern. Sie hörten auf Frida zu „betüddeln" und ihr in Bereichen unter die Arme zu greifen, in denen sie gar keine Hilfe benötigte. Hierdurch wurde Frida im Aufbau ihres neuen Selbstbilds unterstützt und konnte zu einem anderen Umgang mit dem Lernen finden.

Zwischenruf: Lernstrategien sind Lebensstrategien

Jedes Kind hat eine spezifische Art, mit der es an das Lernen heran geht. Die Art bestimmt sich dadurch, wie es meint am besten durchzukommen, wie es meint und erfahren hat, „es" am besten zu schaffen. Es ist seine persönliche Lernstrategie oder - anders ausgedrückt - seine Haltung zum Lernen.

Das eine Kind geht forsch an alle neu zu lernenden Dinge heran, meint, es sowieso zu können, holt sich dabei schnell einmal blaue Flecken in Form von Misserfolgen, die es jedoch nicht wirklich kümmert. Den Lehrern fällt es durch vorschnelle, unüberlegte Äußerungen auf.

Das nächste ist beim Lernen vorsichtig, tastet sich an Neues sachte heran, probiert „im stillen Kämmerlein" die Dinge aus, bis es sehr gut lesen, Rad fahren oder rechnen kann und tritt dann damit in die Öffentlichkeit.

Ein anderes traut sich von vornherein nichts zu, wird im Unterricht an Arbeitsblättern gearbeitet, ruft es die Lehrerin zu sich, um Unterstützung zu bekommen, statt selbst zu denken. Die Schularbeiten erledigt es zu Hause nur mit Unterstützung der Mutter.

Das nächste Kind meint, Schule und Lernen bringen nichts. Die Hausaufgaben verschweigt es so gut es geht oder macht sie nur unter starkem Druck. In der Klasse muss die Lehrerin viel Energie aufbringen, um es am Unterricht zu beteiligen, in der Regel stört es eher und verweigert die Mitarbeit.

Die beschriebenen Strategien, mit denen ein Kind dem Lernen begegnet, sind individuell. Sie sind lebensgeschichtlich, erziehungsbedingt zu erklären oder in der Wesensart eines Kindes begründet. Sie wirken sich maßgebend auf das Lernen und den Lernerfolg eines Kindes/Jugendlichen aus. Es sind Strategien, mit denen ein Kind nicht nur das schulische Lernen bewältigt, sondern sämtliche Aufgaben, die das Leben bereithält. Lernstrategien sind die Verwandten oder Unterabteilungen von Lebensstrategien.[3]

So wie ein Kind das Lernen bewältigt, wird es auch sein Leben bewältigen. Lässt es sich in der Schule lieber helfen, statt eine Aufgabe aus eigener Kraft zu lösen, wird es dies auch mit anderen Dingen im Leben tun, die ihm schwierig erscheinen. Scheut es sich - wie Frida - davor, gut, selbstbewusst und als starker Schüler dazustehen, wird es sehr wahrscheinlich auch

[3] Zum Thema Lernstrategien, kindlicher Lebensstil hat die Individualpsychologie exzellente Beiträge geleistet. Buchtipp: Rudolf Dreikurs, Grundbegriffe der Individualpsychologie, Klett-Cotta, Stuttgart 2009

im Leben keine herausragenden Aufgaben anstreben, selbst, wenn es sie ausfüllen/leisten könnte.

Jede Lern- und Lebensstrategie ist für ein Kind diejenige, mit der es meint, es gehe am besten. Aber nicht jede Lern- und Lebensstrategie ist erfolgreich. Es gibt viele, die dem Kind beim Lernen im Wege stehen, siehe Frida oder siehe die Beispiele der Kinder, die durch ihre Umgebung verwöhnt wurden, nicht gelernt haben sich selbst anzustrengen und jetzt „nicht können", sich nicht durchbeißen, sondern andere „einspannen" und für sich arbeiten lassen. Thematisiert man die Lernstrategien, so dass Kinder sie erkennen und verstehen, können sie überdacht und verändert werden. Dieser Prozess - er ist mit den Interventionsmöglichkeiten der Teschler Lernförderung einfach und präzise möglich - führt zum Aufbau von erfolgreicheren Lernstrategien und damit zu einer Steigerung der Lernfähigkeit.

Paul

Paul ist zum Zeitpunkt unseres Kennenlernens zwölf Jahre alt, er besucht die Hauptschule, das Lernen fällt ihm schwer und das ist eigentlich schon seit der Grundschule so. Er kommt nur mit „Ach und Krach" mit, seine Versetzung ist gefährdet. Sowohl Deutsch ist für ihn problematisch als auch Mathematik und Englisch. Seine Eltern fördern ihn nach Kräften, sie hatten bereits in der zweiten Klasse den Schulpsychologischen Dienst aufgrund von Pauls großen Problemen mit der Rechtschreibung eingeschaltet. Die Ergebnisse der vorgenommenen Untersuchungen waren damals unauffällig, man war der Meinung, die Rechtschreibschwäche würde sich mit der Zeit legen. Er bekam einige Stunden Ergotherapie zur Verbesserung seiner Graphomotorik, da es ihm schwer fiel den Stift zu halten und ebenfalls einige Einheiten Logopädie, um seine leicht verwaschene Aussprache zu verbessern. In der dritten Klasse war zudem eine umfangreiche Untersuchung beim Kinderpsychologen vorgenommen worden, da die Klassenlehrerin den Verdacht hegte, Paul leide unter einem Aufmerksamkeitsdefizit-Syndrom. Die ärztliche/schulpsychologische Untersuchung ergab eine leichte Konzentrationsschwäche, die jedoch nicht als so gravierend eingeschätzt wurde, dass Paul Medikamente hätten verschrieben werden müssen.

Zu diesem Zeitpunkt ging Paul zur Nachhilfe, die aber kaum Erfolge zeigte, seine Mutter machte nachmittags mit ihm gemeinsam Hausaufgaben, man tat in der Familie alles, um Paul beim Lernen zu helfen, wusste mittlerweile aber nicht mehr, was noch zu unternehmen sei.

In unserer Befundaufnahme tauchte der Fakt auf, dass Paul als Säugling sehr belastet gewesen war. Kurz nach der Geburt erkrankte er an einer schweren Infektion der Atemwege, die sich bis zur Lungenentzündung entwickelte. Im Verlauf der Erkrankung hatte er sehr hohes Fieber, musste stationär behandelt werden und unterschiedliche Medikamente nehmen. Das gesamte erste Lebenshalbjahr verbrachte er immer wieder im Krankenhaus, da der Infekt wiederholt aufflammte.

Mit Hilfe der Bildanalyse konnten wir einen Zusammenhang zwischen den Ereignissen von damals und seinen heutigen Lernproblemen aufdecken. Die Erkrankung hatte Paul nachhaltig geschwächt, Medikamente, die er verabreicht bekam, um sein Überleben zu sichern, waren ein zusätzliche starke Belastung für die Leber des Säuglings gewesen und Paul hatte sich von dieser Belastung nie wirklich erholt. Er entwickelte sich zwar altersgemäß, blieb jedoch immer ein Kind, welches nicht im Vollbesitz seiner Kraft ist, welches sich oft schwach fühlt und nicht mit der Power dem Leben und Lernen begegnen konnte, die andere Kinder zur Verfügung haben.

Paul war noch heute schnell müde, mied körperliche Herausforderungen und schonte sich, wo es ging. Er hatte eine Leidenschaft fürs Malen und Zeichnen entwickelt, fand Fußball blöd und spielte insgesamt lieber mit den Mädchen der Umgebung als mit den Jungen. Aufs Lernen hatte dies Auswirkungen, da Paul sich aufgrund seiner körperlichen Schwäche wenig zutraute und wenig Gefühl zu sich sowie zu seinen Fähigkeiten aufbauen konnte. Die körperliche Schwäche beeinträchtigte und verunsicherte ihn in seinem ganzen Sein. Dies wurde beim schulischen Lernen sichtbar, da hier Defizite deutlicher auffallen, denn es gibt allgemein gültige Maßstäbe, die für alle Kinder gleichermaßen gelten.

Mit zunehmendem Alter stiegen die Anforderungen an Paul und der Druck selbstständig Leistungen zu erbringen, denen Paul nicht nachkommen konnte.

Im Schülercoaching arbeiteten wir mit Paul primär am Aufbau seines Körperbewusstseins, seiner körperlichen Kraft und am Empfinden für sich selbst. Er kam Schritt für Schritt zu Kräften, baute ein neues körperliches Selbstverständnis auf, begann Sport zu treiben und sammelte sich im Laufe eines dreiviertel Jahres so weit, dass auch seine schulischen Leistungen immer besser wurden.

Zwischenruf: Lernen ist ganzkörperlich

Körperliche Probleme bilden meiner Beobachtung nach die häufigsten Ursachen für die Entstehung von Lernproblemen. Dabei handelt es sich nicht allein um Störungen der Gehirnfunktionen. Die Qualität und Quantität der Hirnfunktionen sind sicherlich wichtige Vorbedingungen zum Lernen, aber es sind lange nicht die einzigen. Wenn man die vielfältigen körperlichen Prozesse betrachtet, die am Lernen beteiligt sind, die Sinnesfähigkeit, das Empfinden, die Bewegung, körperliches Selbstvertrauen, die Möglichkeit Dinge zu „begreifen", körperlich und mit allen Sinnen zu erfahren etc., sieht man die vielen Bereiche, in denen es zu Ungereimtheiten und Störungen kommen kann und versteht, wie wichtig die Körperlichkeit fürs Lernen ist.

Kinder lernen mit allem, was sie sind und haben.

Lernen ist ein ganzkörperlicher Prozess und infolge dessen die Lernfähigkeit eng an den gesamten körperlichen Zustand eines Kindes gebunden.

Kinder eignen sich die Welt in erster Linie über körperliche Erfahrungen, Tun und Bewegung an. Intellektuelle Auseinandersetzungen und Lernprozesse, die in späteren Jahren wichtig werden, erfordern eine Abstraktionsfähigkeit, die Kinder erst entwickeln und zwar auf der Basis der körperlichen Erfahrungen, die sie gesammelt haben. Kinder spüren, erleben, nehmen wahr, empfinden. Sie bilden aufgrund ihrer gefühlten, wahrgenommenen und empfundenen Eindrücke ihre Kenntnis der

Welt aus. Aus der erlebten Realität heraus beginnen Kinder ab dem siebten bis achten Lebensjahr vom konkreten Erleben zu abstrahieren. Um die Abstraktionsfähigkeit auszubilden sind körperliche Erfahrungen die unabdingbare Voraussetzung.

Erste grundlegende (körperliche) Lernschritte für ein Kind sind zu wissen und zu unterscheiden: das ist vorne, hinten, oben, unten, auf dem Kopf, linke Seite, rechte Seite, rückwärts und vorwärts. Hierbei entsteht die Ausbildung des Gleichgewichtssinns, der Körperbeherrschung, der Grob- und Feinmotorik, die Auge-Hand-Koordination und das Zusammenspiel aller sensorischen und motorischen Körperfunktionen. Kinder lernen z. B. über den Körper den Umgang mit der Schwerkraft, der Fliehkraft, den Hebelkräften kennen, das Hören aus verschiedenen Richtungen, sie schulen ihre visuelle Wahrnehmung, lernen Entfernungen einzuschätzen und vieles mehr. Hat ein Kind grundlegende körperliche Defizite, aufgrund derer es diese Erfahrungen nicht in einem ausreichenden Maß machen kann, fehlen ihm auch für das Lernen wichtige Voraussetzungen.

Grundlegend wichtig für das Lernen sind auch die Sinne. Um die Welt in Erfahrung bringen zu können, muss ein Kind gesunde, aufnahmefähige Sinne haben, die ihm die sensiblen, akustischen, taktilen, visuellen, olfaktorischen, gustatorischen und all jene feinstofflichen Wahrnehmungen (wie die Fähigkeit Stimmungen zu erspüren - einige nennen sie „übersinnlich", ich bin mir jedoch sicher, dass sie sinnlich sind, wir nur die zugehörenden Sinne noch nicht benannt haben), die die Lebensumwelt bereit hält, möglich zu machen. Je offener und flexibler die Sinne sind, desto mehr kann aufgenommen und gelernt werden. Gesunde Kinder mit offenen Sinnen sind wie trockene Schwämme, die so viele Eindrücke aus der Umwelt wie möglich aufsaugen und damit so viel wie möglich von der Welt und über die Welt, in der sie leben, lernen.

Doch gelernt und erfahren wird nicht nur die Außenwelt. Kinder bilden über grundlegende körperliche Erfahrungen auch das Erleben ihrer persönlichen (körperlichen) Integrität und Handlungsfähigkeit aus. Körperliche Integrität und Handlungsfähigkeit bedeutet, sich körperlich gut zu fühlen, das eigene Können und die eigenen Grenzen zu kennen, Zutrauen zu seinen Fähigkeiten zu haben, die eigenen Empfindungen zu kennen und um die eigene Kraft zu wissen.

Ausgesprochen viele Lernprobleme basieren auf einer Beeinträchtigung der Wahrnehmungs- und Empfindungsfähigkeit eines Kindes. Wenn ein Kind in diesen Bereichen eingeschränkt ist, hat es Probleme, eine Verbindung sowohl zu sich als auch zu seiner Umwelt herzustellen. Es erkennt nicht genau, was außen ist und auch nicht, was in ihm geschieht. Es kennt weder seine Bedürfnisse, noch was es gerne mag und was nicht. Kinder mit Empfindungseinschränkungen sind oft innerlich unsicher und in ihrer Durchsetzungsfähigkeit geschwächt. Diese Beeinträchtigungen stehen ihnen in Bezug auf das Lernen im Wege. Die Ursachen solcher Empfindungsstörungen sind vielfältig: Medikamentenvergiftungen, Allergien, Beeinträchtigungen der Nerven, genetische Defekte, Unfälle und Schocks können eine Rolle spielen.

Ereignisse, die nachhaltige Spuren in der körperlichen Integrität, in der Erlebensfähigkeit, in der Sinnes- und der Wahrnehmungsfähigkeit hinterlassen, geraten oft in Vergessenheit. Man meint, die Situation sei glimpflich überstanden und stellt keinen Zusammenhang zwischen einem lange zurückliegenden Schock, einer überwundenen Krankheit, einer körperlichen Schwäche und vorhandenen Lernproblemen her. Doch auch wenn es keine bewusste Erinnerung gibt, können diese Faktoren zu lang andauernden Beeinträchtigungen führen, solange die Folgen nicht gelöst sind.

Ralf

Ralf steht kurz davor die siebte Klasse des Gymnasiums zu wiederholen, er hat zwei Fünfen in Mathe und Englisch. Die Eltern haben ihm im Laufe der letzten Jahre immer wieder Unterstützung in Form von Nachhilfe zukommen lassen, da er beim Lernen nicht richtig aus sich heraus kommt, unsicher und zurückhaltend ist. Sie haben das Gefühl, er müsse einfach über seinen Schatten springen und dann ginge alles. Seine Lehrer bescheinigen ihm ebenfalls eine gute Auffassungsgabe, die wesentlich bessere Noten zuließe, bemängeln jedoch seine Inaktivität.

Die Eltern möchten endlich wissen, was mit Ralf los ist, da sie sich nicht erklären können, woher seine Probleme kommen.

In der Befundaufnahme stoßen wir darauf, dass Ralf deutliche Anzeichen eines Menschen zeigt, der sich im Schock befindet. Er wirkt körperlich wie erstarrt, seine Atmung ist reduziert, er wirkt paralysiert und unbeweglich. Zudem fällt auf, dass Ralf nur sehr leise und undeutlich spricht und es schwer ist, mit ihm in Kontakt zu kommen, Augenkontakt zu halten und ihm offen ins Gesicht zu schauen.

Im Gespräch mit den Eltern kommt ein Ereignis in Erinnerung, das sie längst als abgeschlossen ansahen. Ralf hatte im Alter von vier Jahren einen Badeunfall. Er war im Schwimmbad ohne Schwimmhilfe in tiefes Wasser geraten, da der Nichtschwimmerbereich langsam in den Schwimmerbereich überging. Die Eltern hatten sein Abdriften nicht sofort bemerkt, da seine beiden Geschwister ebenfalls im Wasser spielten und ein großer Trubel herrschte. Er wurde von der Badeaufsicht gefunden, den Kopf schon unter Wasser, jedoch bei Bewusstsein. Man konnte im Nachhinein nicht genau herausfinden, wie lange Ralf schon mit dem Wasser gerungen hatte, die Badeaufsicht betonte, dass er zwar etwas benommen gewirkt habe, aber sofort ansprechbar gewesen sei, als man ihn fand.

Die Bildanalyse unterstützte die Bedeutung dieses Erlebnisses für Ralfs Verhalten und ließ den Schluss zu, dass er sich nie ganz aus dem Schock, den die Situation mit sich brachte, gelöst hatte, man kann auch sagen, der Schock hatte sich verselbständigt. Die Starre, Unbeweglichkeit, seine Inaktivität und der Eindruck, er sei paralysiert, waren ein Überbleibsel der Situation.

Wir konnten Ralf schnell helfen, da es bei dem Unfall keine Beeinträchtigungen des Gehirns durch einen Sauerstoffmangel gegeben hatte und die Folgen des Erlebnisses psychischer Natur waren. Wir lösten den Schock mit Hilfe von energetischen Massagen und Körperübungen und unterstützten den Prozess durch die Gabe von homöopathischen Medikamenten. Nach wenigen Wochen/Treffen war Ralf wie ausgewechselt. Seine Eltern bemerkten, dass er nicht mehr abgekapselt war, sie ihn viel besser erreichen konnten und erhielten bereits aus der Schule positive Rückmeldungen. Er nahm aktiver am Unterricht teil, wirkte nicht mehr so zurückgezogen, er war einfach mehr da.

...beispielsweise Rechenschwäche

Für die Entstehung von spezifischen Rechenproblemen gibt es in universitär-wissenschaftlichen Untersuchungen bis heute wenig Erklärungsansätze. Meist wird davon ausgegangen, dass Rechenprobleme, die nicht Teil einer allgemeinen Lernschwäche oder Minderbegabung sind, entstehen, wenn ein Kind nicht genug geübt hat oder nicht verstanden hat, dass Rechenoperationen den Umgang mit Mengen repräsentieren.

Mit Hilfe unseres Befundaufnahmeverfahrens kamen wir auf weitere interessante Hintergründe und Ursachen für die Entstehung der sogenannten Dyskalkulie.

Wini

Wini ist ein neun Jahre alter Junge mit sehr guten Leistungen in der Schule. Er hat „nur“ beim Rechnen Probleme. Er verwechselt die Zahlen, obwohl er sie längst gelernt hat, kommt bei einfachen Rechenvorgängen durcheinander, ist nicht in der Lage das Kopfrechnen zu bewältigen. Er hat die Grundrechenarten sehr gut verstanden, sagt die Lehrerin, nur in der praktischen Ausführung rechnet Wini rund 50% der Aufgaben falsch. Nach vielen Erfahrungen dieser Art ist Wini ausgesprochen verunsichert beim Rechnen, bekommt Schweißausbrüche, wenn er etwas rechnen muss und fühlt sich trotz seiner sehr guten Leistungen in anderen Fächern nicht mehr wohl in der Schule.

Die Eltern kommen mit Wini zum Schülercoaching, um die Hintergründe der Probleme herauszufinden und ihm Hilfe zukommen zu lassen.

Die Befundaufnahme wirkt zunächst völlig unauffällig, die Eltern berichten von einer reibungslosen Entwicklung ihres Sohnes, Schwangerschaft, Geburt, Säuglingszeit, Kleinkindalter, Kindergartenalter und auch der Beginn der Schulzeit, nirgendwo gab es Probleme/Unstimmigkeiten, die auf die Entstehung der Rechenschwäche hätten hindeuten können. Erst die Bildanalyse brachte Licht in Winis Probleme. Mit Hilfe der Bilder wurde deutlich, dass Teile in Winis linker Gehirnhälfte, die an der Verarbeitung von Zahlen beteiligt sind, nicht richtig funktionierten, ja man konnte fast sagen ausgefallen waren. Wini hatte zwar keine Probleme Rechenvorgänge zu verstehen und zu behalten, er konnte aber Zahlen einfach nicht so gut verarbeiten und speichern. Die Bilder ließen zudem den Schluss zu, dass dieser Ausfall durch äußere Einwirkungen entstanden war, sprich: durch einen Unfall, wie beispielsweise einen Schlag auf den Kopf, denn es war sichtbar, dass Wini die Beeinträchtigung nicht mit auf die Welt gebracht hatte, sondern sie erst im Schulkindalter erwarb.

Gemeinsam mit den Eltern überlegten wir, ob es in diesem Alter ein Ereignis gegeben hatte, auf das wir die Ausfälle zurückführen könnten. Nach längerem Überlegen fiel Winis Mutter ein, dass Wini in den Herbstferien nach seiner Einschulung sehr verstört und mitgenommen von einem Ausflug mit seinem Freund heimgekommen war. Die Jungen hatten im Wald mit dicken Ästen Ritter gespielt und dabei habe ihn das „Schwert" seines Freundes aus Versehen mit voller Wucht am Kopf getroffen.

Die Mutter erinnerte sich überlegt zu haben mit Wini zum Arzt zu gehen, es aber nicht getan hatte, da die kleine Schwester krank gewesen sei, sehr viel geschrien hätte und die ganze Aufmerksamkeit der Mutter forderte. Wini wäre in der Situation mit seinen Problemen einfach untergegangen und sie selbst wäre froh gewesen, dass es ihm bald wieder besser ging, so dass sie den Vorfall aus dem Gedächtnis verloren hatte. Er wäre in den darauf folgenden Tagen ruhiger gewesen als sonst, aber das war ihr nicht weiter wichtig vorgekommen.

Wie die Bildanalyse ergab, war der Unfall ein einschneidendes Erlebnis in Winis Leben. Nicht nur seine Rechenfähigkeit und sein Zahlengedächtnis waren dadurch in Mitleidenschaft gezogen, das Erlebnis hatte ihn insgesamt destabilisiert und zu einer Unsicherheit geführt, die auch in seiner Körperhaltung und in seinen Bewegungen sichtbar war. Der betroffene Kopfbereich war bis heute sehr schmerzempfindlich und Wini klagte des öfteren über Kopfschmerzen.

Im Schülercoaching halfen wir Wini sanft und nachhaltig die Spannungen im Kopfbereich zu lösen. Wir nutzten dabei sowohl Massagen als auch Körperübungen zur Regulation der Folgen, die der Schlag körperlich hinterlassen hatte. Um die Rechenschwäche zu mildern trainierten wir mit ihm das Lesen, sowie die Merkfähigkeit von Zahlen und reaktivierten mit Hilfe der Mentaltechnik aus der Teschler Lernförderung „Lernräume“ [3] sanft und stetig den Bereich seiner Gehirnfunktionen, der durch den Unfall beeinträchtigt war. Nach etwa einem halben Jahr hatte Wini sein Problem mit Zahlen überwunden, die Unsicherheiten im Rechnen wurden zusehends weniger und die früher häufig auftretenden Kopfschmerzen ließen nach.

[3] Siehe: Frauke Teschler, Fit fürs Lernen, Polarity Verlag 2008

Miriam

Miriam ist zwölf Jahre alt und besucht die 7. Klasse des Gymnasiums. Sie kommt mit ihrer Mutter zum Schülercoaching, denn ihre Leistungen in Mathematik lassen sehr zu wünschen übrig. Die Mutter sitzt jeden Nachmittag mehr als eine Stunde mit Miriam am Erledigen der Mathematikhausaufgaben, alleine kann Miriam sie gar nicht bewältigen. In der Grundschule war diese Entwicklung nicht abzusehen, denn Miriam hatte keine Probleme mit dem Rechnen. Sie schlichen sich in den letzten beiden Jahren langsam ein.

Die Befundaufnahme und die Auswertung der Bilder im Rahmen der Bildanalyse ergaben einen sehr bemerkenswerten Zusammenhang, in dem die Probleme von Miriam standen. Die erste Tatsache, die deutlich wurde, war: Miriam litt gar nicht unter einer Rechenschwäche, sie produzierte sie lediglich, sprich: sie stellte sich „dumm", wenn es ums Rechnen ging. Hätte sie sich nicht „dumm" gestellt, wäre Mathematik kein Problem für sie gewesen. Sie stellte sich „dumm", damit die Mutter jeden Tag mit ihr Hausaufgaben machte, damit die Mutter sich Sorgen um sie und ihre schulischen Leistungen machte, kurz damit die Mutter sich um sie kümmerte.

Um Miriam verstehen zu können, spielt die Familiensituation eine wichtige Rolle. Miriams hatte mit ihre Mutter bis zum 10. Lebensjahr alleine gelebt, da die Beziehung zu Miriams Vater ein halbes Jahr nach ihrer Geburt gescheitert war.

Vor ungefähr zwei Jahren hatte Miriams Mutter nun einen neuen Lebensgefährten kennen gelernt, mit dem sie sich sehr gut verstand. Die Mutter war froh, sich endlich wieder auf eine

Partnerschaft eingelassen zu haben und plante mit Miriam und ihrem Freund in eine gemeinsame Wohnung zu ziehen. Es gäbe allerdings Probleme, wie die Mutter berichtete, denn Miriam würde sich gar nicht mit ihrem Lebenspartner verstehen, obwohl dieser sich sehr um sie bemühe, sie lehne ihn ab, egal wie nett er zu ihr sei. Das Ganze würde sich langsam zu einer ernsten Belastung in der Beziehung zu ihrem Freund entwickeln, da Miriam jedes Beisammensein mit Eifersüchteleien und Streitereien begleite.

In diesem Zusammenhang, so mussten wir Miriams Mutter mitteilen, war auch Miriams Mathematikproblem zu sehen. Miriam hatte sich an die komfortable Situation als Einzelkind, das seine Mutter ganz allein für sich hat, gewöhnt. Sie war lange der einzige Bezugspunkt der Mutter gewesen, sie hatte ihre Mutter sozusagen „fest im Griff". Durch die neue Beziehung wähnte sie ihre Rolle an der Seite der Mutter in Gefahr. Sie kämpfte mit allen Mittel um die alleinige Aufmerksamkeit der Mutter. In diesem Kampf nutzte sie auch die Mathematikprobleme, um die Mutter an sich zu binden.

Wir rieten der Familie vom Besuch eines Schülercoachings ab und empfahlen Miriams Mutter stattdessen ein Elterncoaching. Sie nahm dankend an, da ihr sehr viel an einer Lösung der Probleme lag. Im Elterncoaching erarbeiteten wir ein Vorgehen, mit dem sie sich von den Vereinnahmungen ihrer Tochter lösen konnte, ohne Miriam vor den Kopf zu stoßen, indem sie klar die eigenen Interessen verfolgte und der Tochter gegenüber auch durchsetzte. Wir legten dabei Wert darauf, dass die Mutter Miriam gleichzeitig vermittelte, dass sie für sie da ist, diese Zuwendung jedoch nicht grenzenlos ist. Wir nahmen ihr das schlechte Gewissen, durch die Anwesenheit des Freundes ihrer Tochter etwas wegzunehmen und machten deutlich, dass es ein ganz normaler, sinnvoller und notwendiger Lernprozess für jedes Kind ist, die Eltern nicht für sich allein zu haben. Ein Kind kann und sollte einen Menschen nicht besitzen/dominieren, sondern lernen, ihn mit anderen zu teilen, ebenso wie es lernen und akzeptieren muss, nicht immer im Mittelpunkt des Lebens der Anderen stehen zu können.

Miriam hatte diesen Lernprozess bisher nicht machen müssen, da sie lange alleine mit der Mutter gewesen war und sie, über das in einer Kleinfamilie übliche Maß hinaus, nur für sich gehabt hatte.

Die Mutter hörte auf, Miriam bei den Schularbeiten zu helfen, sie war zwar anwesend, forderte Miriam jedoch auf, die Aufgaben allein zu lösen. Über schlechte Noten in Mathematik regte sie sich nicht mehr auf, sondern vermittelte ihrer Tochter, mit zwölf Jahren sei sie alt genug Eigenverantwortung zu übernehmen und könne für die Resultate ihrer Klassenarbeiten selbst einstehen.

Zwischenruf: Kinder - „unschuldige“ Wesen?

Immer wieder begegne ich Erwachsenen mit einer romantisch verklärten Sicht auf Kinder. Kinder gelten in ihren Augen als „unschuldig“, allein Produkt ihrer Umwelt, ihrer Lebenseinflüsse und Erziehung. Kinder kommen in den Augen der Vertreter dieser Sicht als „reine“ Wesen auf die Welt, die durch das, was sie erleben und was ihnen geschieht, so werden wie sie sind. Beobachtet man Kinder ohne eine rosa Brille, dann ist dieser Standpunkt nicht zu halten. Meines Erachtens sind Kinder Menschen so wie Du und ich, nur in „jünger“ und „kleiner“ und mit weniger Lebenserfahrungen und Können. Das Wort „unschuldig“ benutze ich nur ungern, denn es legt im Gegenzug nahe, es gäbe „schuldiges“ Verhalten. Spricht man von der Unschuld der Kinder, wird damit verklärt, dass Kinder auch aus strikt eigennützigen Motiven, negativen Gefühlen, Dominanzstreben, Machtbedürfnis, Neid, Eifersucht und, und, und... heraus handeln. Man negiert diese Tatsache, schiebt sie allein auf die Erziehung oder die Umwelt, die ein Kind zu diesen negativen Verhaltensweisen veranlasst habe und sucht die „Schuldigen“ im Außen.

Ich meine, dies ist eine durch und durch romantisierende Sicht auf Kinder, die der Realität nicht standhält. Eine Folge davon sind oftmals extreme Schuldgefühle der Eltern, wenn etwas mit ihrem Kind nicht gut läuft, die in keiner Weise angemessen sind. Jedes Kind kommt mit eigenen Entscheidungs- und Verhaltensweisen auf die Welt. Jedes Baby hat von Beginn an mehr als eine Möglichkeit auf Begebenheiten seiner Umwelt zu reagieren und weiß sehr früh, wie es Einfluss auf seine Umwelt nehmen kann. Wie ein Kind reagiert, welche der vielen verschiedenen Möglichkeiten, die zur Verfügung stehen, es wählt, hängt entscheidend von dem Charakter, der Wesensart ab, die ihm eigen ist.

Kinder sind dabei genauso wenig unschuldig wie schuldig, sie haben einen Sinn in dem sie etwas tun und der ist in Teilen ganz und gar ihr eigener. Es ist nicht allein durch Umwelt und Erziehung zu erklären, dass ein Kleinkind friedlich in seinem Laufstall spielt, wohingegen ein anderes jedes Mal so lange schreit bis Mama es herausholt. Es liegt auch nicht allein in der Güte der Erziehung und Bindung begründet, wenn ein Kind eifersüchtig auf sein kleines Geschwisterchen reagiert, ein anderes jedoch interessiert am Stillen Anteil nehmen kann.

Natürlich nehmen Erwachsene hier Einfluss und verstärken durch ihr Verhalten das Verhalten des Kindes. Die Diskussion über sogenannte "tyrannische Kinder"[4] fällt nicht umsonst in eine Zeit, in der sich ein liberaler und demokratischer Erziehungsstil, in dem Kinder zunehmend partnerschaftlich und den Erwachsenen gleichberechtigt behandelt werden, etabliert hat. Nicht selten hat ein falsch interpretierter demokratischer Erziehungsstil dazu geführt, Kindern übermäßig viele Freiheiten einzuräumen, die sie noch nicht handhaben können, ebenso wie ihnen Entscheidungsgewalt über Dinge zuzusprechen, die sie noch nicht verantworten können. Doch, es gibt jenseits der Prägungen durch den Erziehungsstil Bereiche im Wesen jedes Kindes, die erziehungsunabhängig sind.

Wollen wir mit Kindern und Jugendlichen qualifiziert umgehen, ist es meiner Erfahrung und Überzeugung nach eine unabdingbare Notwendigkeit, sie nicht nur als Produkte ihrer Lebensumwelt zu sehen, sondern als einmalige Wesen, die einer eigenen Logik folgen, welche durchaus auch mit unliebsamen, eigensinnigen und unsinnigen Charakterzügen behaftet sein kann. Schuld oder Unschuld ist hierbei nicht die Frage, sondern einzig und allein, mit welchen Interventionen negative Verhaltensweisen überwunden werden können.

[4] Siehe: Michael Winterhoff, Warum unsere Kinder Tyrannen werden, Goldmann Verlag, München 2010

...beispielsweise Konzentrationsstörungen, ADS/ADHS

Konzentrationsprobleme sind ein allgemeines persönliches wie gesellschaftliches Phänomen bei Kindern wie Erwachsenen. Konzentrationsprobleme treten beim schulischen Lernen besonders zu Tage, weil ein Kind mit Dingen konfrontiert wird, die es noch nicht kann und die es nicht immer freiwillig tun möchte. Um diese Hürden zu überwinden muss ein Kind bei der Sache bleiben können, es muss eine spezielle Art der Disziplin aufbringen, Durchhaltevermögen haben und auch Frustrationen aushalten können. Im Kindergartenalter sind diese Fähigkeiten noch nicht zwingend notwendig, denn die gestellten Anforderungen lassen Spielraum für Abweichungen.

Erst die Anforderungen des schulischen Lernprozesses lassen die Konzentrationsprobleme sichtbar werden. Über diesen Fakt hinaus, der in der Anpassung an das Lernen selbst liegt, gibt es sehr viele andere, in der Entwicklungsgeschichte des Kindes, in erlebten Traumata, in körperlichen Problemen und so weiter bedingte Gründe, aus denen heraus ein Kind Konzentrationsprobleme hat.[5] Die vorgestellten Fälle und Hintergründe sind beispielhaft.

Robin

Robin ist sieben Jahre alt, als seine Eltern mit ihm zu uns kommen. Er besucht seit einem halben Jahr die erste Klasse und kann sich kaum auf den Unterricht konzentrieren. Die Lehrerin

[5] Siehe: Frauke Teschler, Kompaktwissen Teschler Lernförderung, Aufmerksamkeit & Konzentration, Polarity Verlag 2009

erklärte den Eltern in einem ersten Gespräch, sie habe den starken Verdacht, Robin leide unter ausgeprägtem ADHS und könne eigentlich nicht in der Regelschule unterrichtet werden. Er sei nie bei der Sache, würde eine sehr starke motorische Unruhe mit sich bringen und könne sich ohne direkte Hilfe nicht am Unterricht beteiligen.

Die Eltern wissen zwar, dass Robin ein unruhiges Kind ist, die Dimension seiner Konzentrationsprobleme war ihnen jedoch nicht klar. Sie suchen Hilfe, weil sie sich Robin nicht in einer Förderschule vorstellen können, die Familie gehört soziologisch betrachtet der oberen Mittelschicht an, alle Familienmitglieder haben Abitur gemacht und studiert.

In der Befundaufnahme wird sehr schnell klar, welche Erlebnisse Robin die Konzentration unmöglich machen. Er wurde, den Erzählungen seiner Eltern nach, mit einem Herzfehler geboren, der nicht sofort operiert werden konnte. In Folge des Herzfehlers erlitt er als Säugling schwerwiegende Notfallsituationen, bei denen sein Leben auf dem Spiel stand. Er musste mehrfach notärztlich versorgt werden, einmal wurde er dabei sogar reanimiert, da sein Herz aufgehört hatte zu schlagen. Erst mit zwei Jahren konnte eine Operation, die seinen Herzfehler korrigierte, durchgeführt werden.

Die Analyse der von Robin gemalten Bilder ergab, dass diese Ereignisse bis heute gravierende Folgen für sein Leben, sein Empfinden und sein Verhalten haben und die Ursache für Robins starke Konzentrationsstörungen sind. Robin hat die traumatischen Erlebnisse nicht überwunden, sie bestimmen sein Leben und verunsichern ihn nach wie vor grundsätzlich in seiner Existenz. Er ist – das zeigen die Bilder – aufgrund der Vorfälle ständig mit seinem Überleben beschäftigt und passt in Folge permanent darauf auf, dass ihm nichts passiert. Er kann sich nicht auf Schule und Lernen einlassen, er ist von den Ereignissen absorbiert.

Kinder, die derart einschneidende Erlebnisse durchgemacht haben, sind so mit dem Überleben beschäftigt, dass sie sich nur sehr schwer in etwas anderem verlieren können, man kann auch sagen, dass sie sich nur sehr schwer etwas anderem, wie beispielsweise dem Lernen, hingeben können.

Diese posttraumatische Reaktion ist nicht allein seelischer Natur, wie man meinen mag, sie ist ebenso körperlich bedingt und in dem Überlebenstrieb begründet, der automatisch einsetzt, wenn ein Mensch, sei es Kind oder Erwachsener, in lebensbedrohliche, traumatisierende Situationen gerät.

Wir empfehlen den Eltern, ihre Erwartungen an Robin zu reduzieren und ihn als Kind mit einem schweren „Erbe" zu verstehen. Auf unser Anraten hin bleibt Robin erst einmal in seiner Klasse, wird jedoch zum nächsten Schuljahr die erste Klasse wiederholen. Die Lehrerin erklärt sich bereit Robin bei sich zu behalten und nicht die gleichen Erwartungen an ihn zu stellen, wie an andere Kinder. Robin bekommt eine körpertherapeutische Behandlung, die ihm hilft seine körperliche Integrität zurück zu bekommen, die Folgen der Notfallsituation zu überwinden und wieder Vertrauen in seine Existenz zu gewinnen. Die Maßnahme wird von einer kindgemäßen Traumatherapie begleitet, die ihm hilft die psychischen Folgen der Notfallsituationen zu lösen.

Zwischenruf: AD(H)S gibt es nicht

Läuft etwas in der Schule nicht so gut, zeigt ein Kind auffälliges Verhalten, wird seit Mitte der 1990er Jahre gerne einmal die Vermutung geäußert: „Es ist wahrscheinlich AD(H)S." AD(H)S ist als Allerweltsdiagnose in aller Munde, AD(H)S (Aufmerksamkeitsdefizit-(Hyperaktivitäts)-Syndrom) ist „in" und muss für alles Mögliche und Unmögliche herhalten. AD(H)S hat eine starke Lobby innerhalb der Pharmaindustrie und der Ärzteschaft. AD(H)S ist in den letzten zehn Jahren systematisch als Erklärungsmuster für viele Konzentrationsprobleme aufgebaut worden.

Bis heute hat sich dabei die Meinung, die aus Unwissenheit heraus besteht, gehalten, AD(H)S sei eine Krankheit, die man eben diagnostizieren kann und für die es dann auch klar umrissene Lösungen gibt. Ich möchte an dieser Stelle nicht erneut die Diskussion über die Wirkungsweise von Methylphenidat, Ritalin und andere pharmazeutische Vorgehensweisen entfachen. Darüber ist einerseits an anderer Stelle genug gesagt worden, andererseits werden immer mehr offizielle Stellen wach[6] und fordern, anlässlich einer dramatisch angestiegenen Zahl von Verordnungen, von 34 Kilo im Jahre 1993 zu 1,19 Tonnen dieser Medikamente im Jahr 2010[7], dass diesem „Treiben" Einhalt geboten wird.

Ich möchte zu einer anderen Sicht auf Konzentrationsprobleme anregen. Denn AD(H)S an sich gibt es nicht, AD(H)S ist eine Diagnose, genauer gesagt ein Syndrom. (Ich habe in Vorlesun-

[6] So fordert der „Gemeinsame Bundesausschuss" (www.g-ba.de) im September 2010 Reglementierungen bei der Vergabe von methylphenidathaltigen Medikamenten: G-BA, Pressemitteilungen/351/ Berlin am 16.9.2010

gen während meiner Studentenzeit zu hören bekommen: Achten Sie darauf, wenn das Wort „Syndrom" erscheint. Es ist eine Umschreibung für die Tatsache, dass der Diagnosestellende die Genese nicht kennt.) Von Syndromen spricht man gerne, wenn es keine klare Ursache für das Auftreten bestimmter Auffälligkeiten gibt. Zur Klärung: Mit dem Wort: „Syndrom" wird das Vorliegen verschiedener Symptome, deren Ursache nur „mehr oder weniger" bekannt ist oder vermutet wird, beschrieben.

AD(H)S bezeichnet eine Ansammlung von Symptomen, es setzt sich aus motorischer Unruhe (nicht Stillsitzen können), Konzentrationsproblemen (nicht bei einer Sache bleiben können) und mangelnder Impulskontrolle (sich nicht beherrschen können) zusammen. AD(H)S ist eine Definition, keine Tatsache und sagt erst recht nichts über die Ursachen aus. Kommen bestimmte Symptome zusammen, hat ein Kind per Definition AD(H)S. Warum es zu den Symptomen/Auffälligkeiten kommt spielt in dieser Sichtweise keine Rolle. AD(H)S wird in diesem Kontext nicht ausgeheilt, denn dafür muss man die Ursachen kennen. Es findet lediglich ein Umgang mit den Auffälligkeiten statt, eine medikamentöse Milderung oder sogar Beseitigung der Symptome, aber keine Lösung der Probleme, die wirklich zu den Auffälligkeiten führen.

Kinder mit Konzentrationsproblemen haben aber handfeste Gründe, aus denen heraus ihre Konzentrationsfähigkeit eingeschränkt ist. Macht man sich die Mühe, diese Gründe in Erfahrung zu bringen, anstatt sie quantitativ zu erfassen (fragt man, wie kommt es zu genau diesen Auffälligkeiten bei diesem Kind, statt wie stark ist die Unruhe), kann man in sehr vielen Fällen den Kindern auf körpertherapeutischem Wege oder auch mit

[7] Informationen laut Kölner Stadtanzeiger: Neues vom Zappelphilip, vom 25.2.2011

einer ihrem Störungsbild adäquaten pädagogischen Intervention helfen.

Denn Konzentrationsstörungen und Hyperaktivität sind heilbar oder zumindest verringerbar, wenn man die treffenden Ansatzpunkte wirklich kennt, wenn man weiß, warum ein Kind diese Symptome zeigt. Kennt man die Hintergründe der Probleme (und diese sind von Kind zu Kind verschieden), kommt man zu Lösungsansätzen, mit denen ein Kind das „Syndrom“ überwinden kann.

Moritz

Bei Moritz ist von einem Kinderpsychiater ein Aufmerksamkeit/Hyperaktivitäts-Syndrom ADHS diagnostiziert worden. Er soll nach der Empfehlung des Arztes mit Ritalin/Methyphenidat eingestellt werden. Der Mutter ist das nicht recht, sie sucht nach einer Alternative zur medikamentösen Behandlung, da sie bei einem Nachbarkind mitbekommen hat, dass sich die Behandlung negativ auf die psychische Situation des Kindes ausgewirkt hat.

Um eine alternative Behandlung anbieten zu können, führen wir mit Moritz - neben der uns von der Mutter zur Verfügung gestellten sozial-medizinischen Anamnese - eine weitere Befundaufnahme durch. Dabei wird ein bemerkenswerter, bisher nicht erkannter Zusammenhang zwischen seinen Konzentrationsproblemen und Schwierigkeiten während der Schwangerschaft deutlich, den wir auch schon bei anderen Kindern mit dem Phänomen ADHS beobachten konnten.

Die Schwangerschaft mit Moritz war bis in den fünften Monat hinein unkompliziert verlaufen. Mitte des fünften Monats hatte die Mutter jedoch kurz hintereinander zwei schwerwiegende Erlebnisse verarbeiten müssen. Sie verursachte einerseits einen Autounfall, bei dem ein Insasse schwer verletzt wurde, sie selbst zum Glück und aufgrund der modernen Sicherheitssysteme jedoch nur leichte Verletzungen erlitt. Das zweite Erlebnis war der plötzliche Tod ihrer Schwester, zu der sie eine sehr enge Beziehung gehabt hatte. Kurze Zeit nach diesen Ereignissen hatte sie plötzlich Wehen. Die behandelnde Gynäkologin verordnete ihr aufgrund der Gefahr einer Frühgeburt Bettruhe, die sie über Wochen einhalten musste, um ihr Kind nicht zu gefährden.

Zwischenruf
Genetisch oder pränatal?

Immer wieder finden wir im Zusammenhang mit dem Aufmerksamkeitsdefizit-Hyperaktivitätssyndrom (ADHS) Schwangerschaftsprobleme, in deren Verlauf aus unterschiedlichen Gründen heraus das Wohl und das Leben des Fötus in Gefahr waren. Unsicherheiten in der Schwangerschaft, drohende Aborte oder Frühgeburten bringen offensichtlich eine tiefe, sich körperlich manifestierende Existenzunsicherheit mit sich. Die substanziellen Auswirkungen auf das ungeborene Kind können Körperangst, Fluchtreaktion, ganzkörperliche „flirrende" Anspannung sein. Die betroffenen Föten/Kinder erfahren in einem sehr frühen Entwicklungsstadium Gefahr und die Tatsache, dass ihr Leben nicht gesichert ist. Dies ist wiederum, wie schon bei Robin berichtet, keine rein psychische Erfahrung. Es ist eine biologische Realität, auf die der Organismus biologisch reagiert, denn jeder Organismus hat aus sich heraus das Bestreben sich zu erhalten, zu überleben. Die Folge ist - wie oben geschildert – eine extrem erhöhte körperliche Grundspannung, vermehrte motorische Aktivität und Panikreaktionen. Der Organismus darf nicht zur Ruhe kommen, muss immer hellwach und hochaktiv sein, um der Gefahr für das Leben entgegen zu wirken.

Auch nach der Geburt, wenn also eigentlich alles überstanden ist, hören diese Reaktionen nicht auf, wenn sie auf Grund von Intensität und Dauer körperlich verankert sind. In der Folge können sie z. B. Hyperaktivität und Konzentrationsstörungen mit sich bringen. Das Erleben der körperlichen Bedrohung und damit basaler Unsicherheit, so kann man es sich als Laie vorstellen, bestimmt das Grundbefinden des Kindes.

Da die Symptome meist schon feststellbar sind, wenn das Kind auf die Welt kommt, liegt für viele Diagnostiker die Vermutung nahe, es handele sich um eine genetisch erworbene Erkrankung. Sicherlich ist diese Möglichkeit nicht grundsätzlich auszuschließen, Komplikationen während der Schwangerschaft sollten jedoch unserer Erfahrung nach immer mit in Betracht gezogen werden, wenn Hyperaktivität und nachhaltige Konzentrationsprobleme vorhanden sind.

Als Alternative zur Medikamentengabe empfehlen wir diesen Kindern eine intensive Körpertherapie, für die wir spezielle Übungen entwickelt haben, die den Kindern dabei helfen die Hyperaktivität auszuagieren/abzureagieren, die unbewussten Körperängste, die sie mit sich tragen, zu lösen und zu körperlicher Ruhe zu finden. Dies ist kein leichter und kurzer Prozess, jedoch oft ein gangbarer Weg, mit dem es zu einer echten, weil ursächlichen Lösung der Probleme kommen kann.

Daisy

Daisy besucht die dritte Klasse der Grundschule. Sie hat nach Meinung des behandelnden Kinderarztes ADHS und bekommt seit einem Jahr Medikamente. In der Schule fällt sie auf, da sie sich nicht an Regeln halten kann, redet wann sie will, aufsteht wann sie will, von der Lehrerin nicht zu bändigen ist und sehr oft mit anderen Schülern streitet, wobei der Streit in mehreren Situationen bis zur Prügelei eskalierte. Ihre Leistungen sind mittelmäßig, da Daisy zudem wenig Disziplin beim Lernen aufbringt.

Ich lernen Daisy in dem Schulversuch „Konzentrations-Coach" kennen, in dem eine engagierte Sonderpädagogin Kinder zu Konzentrationsexperten ausbildet. Diese Experten werden in ihren Klassen eingesetzt, wenn ein einzelnes Kind oder auch die ganze Klasse unruhig ist. Sie helfen den Lehrern, indem sie mit unruhigen Kindern Übungen und konzentrationsfördernde Massagen der Teschler Lernförderung zum Abbau ihrer Hyperaktivität, zum Beruhigen, zum Sammeln und zur Konzentrationssteigerung durchführen und so die Arbeitsfähigkeit in der Klasse verbessern.

Kinder, die als Konzentrations-Coach in ihren Klassen tätig sind, bekommen eine spezielle Unterstützung und Schulung, die in der Nachmittagsbetreuung durchgeführt wird. In diesem Rahmen lerne ich Daisy kennen. Sie tritt burschikos und selbstbewusst auf, benutzt viele Schimpfworte und lässt sich in keiner Situation „die Butter vom Brot nehmen". Ich frage Daisy danach, wie sie wohne, ob sie Geschwister habe und wie es ihr in ihrer Familie gehe. Sie gibt sehr bereitwillig Auskunft und schildert, dass es bei ihr zu Hause sehr cool sei. Sie wohne mit ihrer Mutter und deren neuem Freund zusammen, den habe die Mutter jetzt seit einem halben Jahr. Ihr Vater wohne schon lange nicht mehr bei ihnen, sie würde ihn aber besuchen. Bei ihrer Mutter gefiele es ihr gut, sie habe eine Katze, einen Computer, einen Fernseher und könne eigentlich alles machen was sie wolle. Wenn sie nach Hause komme würde sie erst einmal Essen machen, denn das kann sie schon, ihre Mutter habe einfach nicht immer Zeit dafür. Am besten könne sie Rühreier, die fände sie auch sehr lecker und danach kämen gleich Spaghetti.

Daisys Klassenlehrerin bestätigt den Eindruck, dass Daisy in sehr freien Verhältnissen lebt, früh selbstständig war, jedoch zu Hause nicht gelernt hat sich an Regeln zu halten und daher starke Anpassungsprobleme in der Schule hat. Sie habe bereits in vielen Elterngesprächen auf den Zusammenhang zwischen Daisys Problemen in der Schule und dem freien Erziehungsstil in der Familie hingewiesen und klarere Regeln und Strukturen für Daisy eingefordert, die Eltern seien jedoch nicht einsichtig. Die Mutter ist der Ansicht, Daisys Konzentrationsprobleme wären erblich bedingt und hätten nichts mit ihrer Erziehung zur Selbstständigkeit zu tun.

Zwischenruf: Helfen Medikamente bei Erziehungsdefiziten?

Es gibt Erwachsenen denen es schwer fällt Kindern klare Regeln und Grenzen zu vermitteln, sie kindgemäß zu behandeln und zur Anpassung im sozialen Miteinander anzuleiten. Sie haben ein schlechtes Gewissen und das Gefühl, dem Kind Gewalt anzutun, wenn sie es zwingen sein Zimmer aufzuräumen, Laub zu harken oder den Rasen zu mähen, sie befürchten es könne eine Beeinträchtigung der Integrität des Kindes darstellen, wenn es nicht seinen Willen bekommt und finden Kinder niedlich und selbstbewusst, die Erwachsenen respektlos begegnen.

Kinder werden in diesem Zusammenhang als gleichwertige Partner behandelt, so als könnten sie schon die Verantwortung für ihr gesamtes Tun übernehmen und hätten bereits die Erfahrung und den Überblick darüber, was für sie gut ist und was nicht. Das Ganze geschieht unter dem Vorwand einer Erziehung zum selbstbewussten, selbstständigen Menschen. Bei Lichte betrachtet ist es aber in weiten Teilen nichts anderes als eine komplette Überforderung des Kindes. Natürlich wissen Kinder was sie wollen: Cola statt Apfelsaft, Gummibärchen statt Salamibrot, Schwimmbad statt Hausaufgaben. Sie haben deshalb aber noch lange nicht den Überblick über die Konsequenzen und Folgen ihres Wollens, denn dafür fehlt die Lebenserfahrung, man kann auch sagen: dafür sind sie einfach noch zu jung. Sie brauchen Anleitung von Erwachsenen, um die gesellschaftlichen Regeln und Umgangsweisen zu lernen, um zu lernen Dinge zu tun, auf die man eigentlich keine Lust hat, um die Anpassung im sozialen Miteinander zu lernen und vieles mehr. Dinge, die ein Kind aus sich heraus nicht einsehen/wissen kann, aber können muss, um sich in unserer Welt erfolgreich zu bewegen.

Häufig gelten Kinder, die diese Dinge nicht gelernt haben, als Kinder mit ADHS. Sie sitzen nicht still, bleiben nicht bei einer Sache, halten sich nicht an Regeln, warum auch auf einmal? Sie haben lange Zeit ihre Regeln selbst gemacht oder machen müssen, sie sind impulsiv, wenn sie nicht bekommen was sie wollen und konzentrieren sich nicht, weil sie nicht gelernt haben die Disziplin dafür aufzubringen.

Dass es immer wieder Ärzte gibt, die auf Drängen der Eltern oder aus eigenem Antrieb heraus in solchen Fällen nicht deutlich differenzieren und Kindern (nicht selten sogar ohne eine genaue Befundaufnahme!) Medikamente/Psychostimulanzien verschreiben, die eine bessere Erziehung/Anleitung bräuchten, ist mehr als schade. Ich finde, es ist ein Armutszeugnis für diesen Berufsstand.

Sandra

Sandra besucht die erste Klasse und leidet ebenfalls unter Konzentrationsproblemen. Sie träumt im Unterricht und auch zu Hause bei den Hausaufgaben immer wieder "weg" und kann nicht bei der Sache bleiben. Der Kinderarzt diagnostiziert ein Aufmerksamkeitsdefizit-Syndrom ohne Hyperaktivität (ADS). Auch ihren Eltern wird die Gabe von konzentrationsfördernden

Medikamenten empfohlen, auch ihre Eltern lehnen diese Behandlung ab.

In der Befundaufnahme stellte sich heraus, dass Sandras Konzentrationsprobleme in Zusammenhang mit einem komplizierten Geburtsverlauf stehen. Sandra wurde mit der Nabelschnur um den Hals geboren, eine Geburtskomplikation, die durchaus häufiger vorkommt. Ausschlaggebend für die Probleme war die Schwere der Komplikation. Bei Sandra hatte sie dazu geführt, dass die Sauerstoffzufuhr zum Gehirn über längere Zeit (wie lange kann man nicht sagen) unterbrochen oder zumindest eingeschränkt war. Sandra war nach der Geburt kurzzeitig ohne Bewusstsein und musste beatmet werden. In der Bildanalyse wurden Gehirnfunktionsstörungen wahrnehmbar, die durch den Geburtsverlauf verursacht wurden. Diese beeinträchtigten Sandras Konzentrationsfähigkeit bis zum heutigen Tag.

Sandras Fall ist bedeutsam, weil es für das Auftreten von ADS noch weniger stichhaltige Begründungen gibt als es bei ADHS der Fall ist. Paradoxerweise werden auch den ADS Kindern, die ja - wie schon der Name des Syndroms sagt - keine Hyperaktivität zeigen, dieselben Medikamente verabreicht, die bei ADHS Kindern gegen die Hyperaktivität wirken. Es ist eine Medikamentengabe nach dem Prinzip: mal schauen ob's klappt! Wenn das Medikament anschlägt, war es die Krankheit! Oft mit negativen Folgen für den emotionalen Zustand der betroffenen Kinder, wie meine Erfahrung ist.

Sandra konnte mit einer körpertherapeutischen Behandlung zur Aktivierung und Regulation ihrer Gehirnfunktionen, die über einen langen Zeitraum angelegt war, geholfen werden. Die

Symptome konnten nicht vollkommen aus der Welt geschafft werden, dazu war die Beeinträchtigung zu umfassend, jedoch konnten sie soweit gemildert werden, dass Sandra in der Schule „mitkam" und durchschnittliche Leistungen erreichen konnte.

Zwischenruf: Hat Ihr Kind die Geburt überstanden? Dann schafft es auch den Rest des Lebens!

Die Geburt ist im Allgemeinen die erste große Hürde im Leben, die ein Mensch nehmen muss und meistens auch nimmt. Es gibt Stimmen die meinen, dies sei die schwerste Hürde und alle nachfolgenden ein Sandkastenspiel. Nun ja... Schaut man sich an, bei wie vielen Kindern Geburtskomplikationen den Hintergrund von Lern- und Lebensproblemen bilden, möchte man der These zustimmen. Indes, es gibt in der breiten Öffentlichkeit kaum ein Bewusstsein über die Folgen von Geburtstraumata.

Man kann von Glück sagen, dass Störungen wie KiSS (KiSS ist die Abkürzung für Kopfgelenk-induzierte Symmetrie-Störung) mittlerweile in Medizinkreisen und der allgemeinen Öffentlichkeit bekannter sind. Mir begegnen immer wieder Eltern, die nicht wissen, welche gravierenden Probleme eine schwierige Geburt für ein Kind mit sich bringen kann. Es scheint fast so als würden Geburtstraumata gern verdrängt und finge das richtige Leben erst nach der Geburt an. Auch viele behandelnde Ärzte klären nicht darüber auf. Eltern von Kindern, die ein Geburtstrauma erlitten und an den Folgen tragen, haben manchmal eine ganze Odyssee von Arztbesuchen und Therapien hinter sich, ohne dass die ursächlichen Zusammenhänge, die eigentlich auf der Hand liegen, benannt sind.

KiSS beschreibt eine wahrscheinlich geburtsbedingte Fehlstellung im Bereich der oberen Halswirbel, mit multiplen Folgen für die körperliche Entwicklung und die Sinnesfähigkeiten des Kindes. Es ist nicht die einzige Komplikation, die der Geburtsprozess nach sich ziehen kann. Ich möchte hier nicht alle möglichen Folgen listen, sondern speziell auf die Schwierigkeiten aufmerksam machen, die in dem natürlichen Vorgang der Geburt stecken, weil sie erfahrungsgemäß unterschätzt werden. Die Geburt ist (genauso wie im übrigen die pränatale Phase) ein integraler Bestandteil der Entwicklung jedes Kindes, in dem ebenso existenzielle Themen und Probleme liegen können wie in allen anderen Lebensphasen.

...beispielsweise Hochbegabung

Für viele Eltern ist es unbegreiflich, warum ihr Kind, welches bewiesenermaßen über eine besondere Begabung und überdurchschnittliche Intelligenz verfügt, Probleme mit der Schule und dem Lernen bekommt. Eigentlich hat es doch alles was es braucht, es sollte sich darüber freuen und seine Fähigkeiten genießen. Stattdessen ist die häufige Erfahrung, dass Kinder mit besonderen Begabungen massive Probleme in der Schule haben. Sie bringen ihre Leistungen nicht, haben Probleme mit den anderen Kindern, respektieren das Lehrpersonal nicht, sind Außenseiter, werden gemobbt und machen Ärger über Ärger.

Auch wenn eine Hochbegabung nicht zu den klassischen Lernproblemen gezählt werden kann, möchte ich Ihnen mit dem folgenden Beispiel einen Einblick in die Zusammenhänge ermöglichen, die bei besonders begabten Kindern zu Schwierigkeiten führen können.

Gwendolin

Eine Hochbegabung ist nicht immer einzig und allein ein Segen, wie das Beispiel von Gwendolin verdeutlicht. Sie war eines der ersten Kinder mit Hochbegabung, die ich kennen lernte und sie stellte meinen Blick auf diese Kinder vollkommen auf den Kopf. Unerfahren wie ich war, hatte ich angenommen, Hochbegabung entstünde immer aus einer besonderen Fügung der Natur, die ein Kind eben mit überdurchschnittlicher Intelligenz segnet und ein anderes nicht.

Doch fangen wir von vorne an. Gwendolin kam zu uns, da sie in der Schule keine Freunde fand, dauernd Streit mit den anderen Kindern hatte und sich nicht in die Klasse integrieren konnte. Die Situation war so weit eskaliert, dass die Lehrer der Familie zu einer Psychotherapie rieten, da sie Gwendolins Stellung in der Klasse mit pädagogischen Mitteln nicht positiv beeinflussen konnten.

In der Befundaufnahme fanden wir heraus, dass Gwendolin ihre Hochbegabung aus einer für sie unerträglichen familiären Situation heraus entwickelt hatte. Gwendolins Mutter starb als Gwendolin noch ein Baby war. Der Vater heiratete zwei Jahre nach dem Tod seiner ersten Frau ein zweites Mal. Die Stiefmutter brachte einen älteren Jungen mit in die Ehe und bekam zwei weitere Kinder. Für Gwendolin war in dieser Konstellation wenig Platz, ihre Stiefmutter zog die eigenen Kinder vor, was zum einen im Alter der Kinder (sie brauchten mehr Fürsorge), zum anderen jedoch auch durch die Tatsache begründet war, dass die Ehe von Beginn an konfliktreich war. Das Ehepaar hatte viel Streit, den die Stiefmutter auf Gwendolin übertrug, der Vater war beruflich ausgesprochen eingespannt und gab ihr keinen Rückhalt.

Gwendolin zog sich daraufhin von den Menschen zurück, verbrachte viel Zeit allein, spielte in den umliegenden Feldern und Wiesen. Sie schuff sich ihre eigene Welt, indem sie geistige Fähigkeiten entwickelte, sich für Tiere und Pflanzen sensibilisierte, die Phänomene der Natur beobachtete, den Wald erkundete, in Erfahrung brachte, wie der Bach, die Bäume, der Tau und, und, und „funktionierten“. Sie flüchtete in diese Welt, um Abstand zu bekommen und die Wut, Hilflosigkeit und Traurigkeit, die sie über ihre familiäre Situation empfand, nicht zu spüren. In ihrer Flucht entwickelte sie besondere Fähigkeiten, baute ihre Sensibilität aus und eignete sich eine Beobachtungsgabe an, die ihr erlaubte Zusammenhänge in Windeseile zu verstehen. Diese Fähigkeiten kamen ihr auch im Umgang mit ihrer Stiefmutter zu Gute, sie konnte deren Stimmungen schon „von weitem" erkennen und sich so vor ihren Launen schützen.

Der Hintergrund für Gwendolins durchgehend hohe Aufmerksamkeit und ihre besonders schnelle Auffassungsgabe, ebenso wie für ihre Probleme mit anderen Kindern, liegt in ihrer familiären Situation und im Umgang mit dieser Situation begründet. Ihre Probleme setzen sich aus zwei Faktoren zusammen. Einerseits nahm sie andere Kinder und Erwachsene nicht ernst, denn sie merkte schnell, dass sie mehr konnte als andere, sozusagen mehr „drauf" hatte und entwickelte eine herablassende und latent aggressive Haltung den Anderen gegenüber. Diese Haltung paarte sich mit der Enttäuschung und Verletzung aus der Familiensituation. Ihr Verhältnis zu anderen Menschen war nachhaltig dahingehend geprägt, nicht in der Lage zu sein Vertrauen zu fassen, Freundschaften zu schließen oder von Menschen etwas Positives zu erwarten. Sie hatte Streit, Geschrei und Ablehnung als vorwiegende Formen der sozialen Begegnung erfahren und gelernt, auf ihre Weise damit umzugehen.

Wir empfahlen der Familie dringend gemeinsam eine Familientherapie zu besuchen, da die Probleme nicht allein Gwendolin betrafen, sondern nur im Familiensystem zu lösen waren. Zusätzlich zur Familientherapie schlugen wir eine Paartherapie für die Eltern vor, um den Kern der Probleme in der Familie beheben zu können.

Hochbegabung entsteht oft, nicht nur im Fall von Gwendolin, als Kompensation aus einem tiefen Leid. Leid bringt einen starken Leidensdruck mit sich. Manche Kinder hoffen damit fertig zu werden, indem sie besondere Fähigkeiten entwickeln. Die hohe Wachheit und Spannung, die zu dieser Art der Kompensation notwendig ist, dient dabei oft ebenfalls der persönlichen Absicherung und Abschirmung bei erlebter körperlicher, psychischer oder sozialer Bedrohung.

Doch auch wenn kein Leid die besondere Begabung bedingt, kann sie Hochbegabte zu sozialen Außenseitern machen, die mit der Tatsache umgehen müssen, dass sie wirklich anders sind. Sie begreifen schneller, spüren Dinge, von denen andere keine Ahnung haben, erkennen im Nu Zusammenhänge, für die ihre Klassenkameraden Tage brauchen, um sie zu verstehen. Hochbegabte verstehen nicht, warum die anderen so langsam und so „dumm" sind. Das Anderssein führt sowohl auf Seiten der Hochbegabten zu Unverständnis den „blöden" Mitschülern und oft auch den Lehrern gegenüber, provoziert auf Seite der Mitschüler Neid, Missgunst und Ausgrenzung und bei vielen Lehrern Ängste, weil sie nicht wissen, ob sie diesen kleinen Genies genug bieten können.

Die Situation ist schwierig und könnte gelöst werden, wenn die Beteiligten offen mit dem Anderssein umgehen, es thematisieren und damit der Ausgrenzung den Nährboden entziehen.

Der Entstehung von Lernproblemen vorbeugen?

Die allermeisten Eltern möchten das Beste für ihr Kind und machen sich oft schwere Vorwürfe, wenn es Probleme in der Schule gibt. Die erste Frage, die sich viele stellen, ist dabei meist die, ob sie etwas falsch gemacht haben. Ob Versäumnisse in der Erziehung der Grund sind, ob sie das Kind nicht in den falschen Kindergarten gegeben haben, ob es nicht doch eine bessere Frühförderung hätte bekommen sollen, besser schon Englisch gelernt hätte oder (das ist jetzt Ironie, wenn auch mit einem starken Realitätsgehalt) schon im Mutterleib Vivaldi, Mozart und Chinesisch hätte hören sollen.

Das bringt Schuldgefühle ins elterliche Leben, macht unglücklich und kann zudem unsinnigerweise eine Partnerschaft belasten. Wenn Sie sich hier angesprochen fühlen, möchte ich Sie eindringlich darauf hinweisen, dass niemand Lernproblemen vorbeugen kann.

Die meines Erachtens an Wahn grenzende Förderungswut, die Kinder mit Fremdsprachen, Geigenunterricht, Rechenkunst und Hirntraining überzieht, stärken die wohl kaum zutreffende Annahme, dass man viel in ein Kind „hineinstopfen“ sollte, damit hinterher etwas Anständiges dabei herauskommt. Derlei Aktivitäten gibt es mittlerweile jede Menge auf dem Markt. Das meiner Ansicht nach Absurdeste was mir bisher untergekommen ist, ist die Frühförderung im Mutterleib, mit der bei Föten eine positive Entwicklung der Neuronen forciert werden soll.

Kinder lernen, wenn sie lernen können, d.h. wenn nicht schwerwiegende und für das Kind unüberwindbar erscheinende Hindernisse dem natürlichen Lernbedürfnis, dem natürlichen Lerntrieb im Weg stehen. Dafür reicht eine „normale" kindliche Entwicklung aus, in der Kinder in einer Umgebung aufwachsen, die Anreize zur Wahrnehmung, zur Bewegung und zur Auseinandersetzung bietet und zwar in einem ganz gesunden Maß; in der es Menschen gibt, die sich ihnen zuwenden, die sie gern haben, ihnen die Welt zeigen, mit ihnen kommunizieren und dafür Sorge tragen, dass sie körperlich und seelisch unversehrt aufwachsen; in der Erwachsene ihnen konstruktive Regeln des sozialen Miteinanders vermitteln und gewährleisten, dass sie zum sozialen Miteinander fähig werden.

Kinder brauchen weder leistungsfördernde Ernährung noch besondere Anregungen der Synapsen. Sie sind genetisch auf lernen, lernen, lernen programmiert. Bietet man ihnen einen adäquaten, kindgerechten Rahmen, entwickeln sie sich sicher und ohne Hightech-Förderung.

Viele Ereignisse, die im Leben eines Kindes zu einer Lernhemmung führen, können weder von Eltern, Erziehern, noch von anderen gut meinenden Menschen weg genommen werden. Wir haben es nur bedingt in der Hand, ob es während der Geburt zu Komplikationen kommt, noch kann niemand im Voraus genetische Disharmonien beeinflussen, niemand kann sein Kind vor einer Krankheit, einem Unfall oder Sonstigem bewahren, auch wenn er das verständlicherweise noch so gerne täte. Das Leben bringt Aufgaben und sogar Probleme mit sich, vor denen niemand ein Kind beschützen kann. Selbst wenn das möglich wäre, würde es keinen rechten Sinn machen, denn dann wären wir schnell beim Überbehüten, bei Kindern, die keinen Schritt alleine tun, keinen Spielraum haben, eigene Erfahrungen zu sammeln und an Hindernissen zu reifen. Und „überbehütet sein“ ist eine Sachlage, die mit allergrößter Wahrscheinlichkeit zu Lern- und Lebensproblemen führt.

Warum ein differenziertes, erfahrungsorientiertes Instrument zur Diagnosefindung nötig wurde

Die Bedingungen, die zu Einschränkungen der Lernfähigkeit führen, sind vielfältig. Wie schon mehrfach betont: es gibt wahrscheinlich so viele Gründe und Hintergründe von Lernproblemen, wie es Kinder gibt. Selbst wenn sich die Ursachen einmal ähneln, findet, wie ich mit den Beispielen versuchte anschaulich darzustellen, jedes Problem vor dem Hintergrund einer ganz individuellen inneren Erlebenswelt eines Kindes statt und hat damit immer eine individuelle Ausprägung. Denn jedes Kind reagiert anders, zieht individuelle Schlüsse aus Erlebnissen, geht anders mit dem Leben und mit vorhandenen Bedingungen und Beeinträchtigungen, seien sie körperlicher, sozialer oder psychischer Natur, um.

Die Voraussetzung für erfolgreiche pädagogische oder therapeutische Interventionen bei jeder Art von Lernproblemen ist ein spezifischer Blick auf das ganze Kind, mit dem Bewusstsein hier ein Wesen mit individuellen Thematiken vor sich zu haben. Will man gezielt und effektiv unterstützen, muss ein Kind in der Gesamtheit seiner sozialen Bedingungen, seines einmaligen Charakters, seiner körperlichen Voraussetzungen und seiner persönlichen Geschichte betrachtet werden. Hierbei wird ein Blick benötigt, der offen ist für die vielschichtigen körperlichen, seelischen und sozialen Zusammenhänge, die zu Problemen im Leben und Lernen führen können.

Diesen Blick ermöglicht die Teschler Bildanalyse, die wir Ihnen an dieser Stelle im Überblick vorstellen möchten.

Die Teschler Bildanalyse

Rund zwanzig Jahre bevor wir den Nutzen von gemalten Bildern zur Befundaufnahme und Diagnostik von Lernproblemen und Verhaltensauffälligkeiten bei Kindern erkannten, entdeckte mein Mann, dass Bilder verschiedene Ebenen der Information enthalten und verschiedene Ebenen haben, auf denen man sie betrachten kann.

Die **erste Ebene,** die Formebene, ist die der dargestellten Bildelemente, sei es ein Tisch, ein Stuhl, ein Strich oder auch ein komplexes Gemälde, ebenso wie die Art, in der die Elemente präsentiert werden, als Zeichnung, Malerei, abstrakt oder gegenständlich dargestellt. Die **zweite Ebene,** die Metaebene, ist die der Energie, der Ausstrahlung oder auch die energetisch/emotionale Aussage/Information des Bildes. Die energetisch/emotionale Aussage ist unabhängig von den gemalten Gegenständen, steht jedoch in enger Beziehung zum gewählten

Thema. Die energetisch/emotionale Information ist durch die Intention, die Stimmung und den körperlichen sowie emotionalen Zustand desjenigen, der das Bild gemalt hat, determiniert.

In der Regel nehmen wir als Betrachter die Formebene eines Bildes, die der gestalteten Formen, wahr. Wir betrachten, ob der Maler das Motiv gut, naturgetreu, ästhetisch, künstlerisch aussagekräftig oder, oder gemalt hat. Die energetisch/emotionale Aussage eines Bildes, die Metaebene, registrieren wir nicht.

Diese Ebene ist nicht allein mit den Augen zu erfassen, sie korrespondiert mit all unseren Sinnen, vor allem mit unserem Empfinden. Auch wenn wir uns normalerweise als Betrachter der Metaebene nicht bewusst sind, spielt sie bei den meisten Menschen dennoch eine Rolle, und zwar immer dann, wenn wir einen Lieblingsmaler haben, den wir aus unerklärlichen objektiven Gründen heraus besonders mögen oder auch bei Malern, die wir besonders ablehnen. Denn - bewusst oder unbewusst - wir nehmen immer die energetisch/emotionale Ebene eines Bildes wahr. Sie bestimmt unsere gefühlsmäßige Haltung dem Bild gegenüber, auch wenn wir sie - man kann die Ebene auch die Metainformationen nennen – nicht realisieren, sie unbewusst bleibt, weil wir nicht gelernt haben sie bewusst wahrzunehmen.

Mein Mann, der auch als Künstler arbeitet, befasste sich intensiv mit diesem Phänomen und stellte fest, dass jedes gemalte Bild auf der energetisch/emotionalen Ebene ein gemalter Ausschnitt, manchmal sogar ein vollständiger Spiegel der Persönlichkeit und des Zustandes des Malenden ist. Dabei ist es nicht von Bedeutung, welcher Bildgegenstand gemalt wird. Jedes Bild ist von der Persönlichkeit des Malenden geprägt und es spiegelt seinen Zustand wider. Es trägt nicht nur die formale, sondern auch die innere Handschrift des Malenden.

In den 1990er Jahren begannen mein Mann und ich eine Therapie für Kinder und Jugendliche mit Lern- und Verhaltensproblemen aufzubauen. In unserer Arbeit stießen wir immer wieder an die Grenzen der Aussagefähigkeit der Diagnosen, mit denen Kinder in unsere Praxis kamen. Sie waren oberflächlich, basierten auf Symptomen und sagten nichts über die Ursachen der Probleme aus. Für uns waren sie interessant, aber wenig brauchbar für eine erfolgreiche Therapie, die in die Tiefe gehen kann, wie wir es anstrebten.

Wir besannen uns auf die Erfahrungen in der Arbeit mit gemalten Bildern und kamen auf den Gedanken, Bilder für die Analyse der Hintergründe und Zusammenhänge von Lern- und Verhaltensproblemen nutzbar zu machen. Denn wenn Bilder ein Spiegel der Persönlichkeit und des Zustands eines Menschen sind, was liegt dann näher als sie zu nutzen, um mit ihrer Hilfe den Zustand eines Menschen in Erfahrung zu bringen. Wir baten Kinder uns Bilder zu malen, bei denen wir die Metaebene bezüglich ihrer Schwierigkeiten herauslesen wollten.

Zu Beginn nahmen wir uns Bilder vor, die Kinder „einfach so" ohne thematischen Bezug gemalt hatten und erkundeten anhand dieser Bilder die Möglichkeit, Informationen über ihre Situation zu gewinnen. Die Ergebnisse waren brauchbar für unser Anliegen, die Hintergründe und Ursachen von Problemen in Erfahrung zu bringen, sie waren uns aber noch nicht gut genug. Die frei gemalten Bilder gaben uns Aufschluss darüber, wie es einem Kind grundsätzlich geht, wie es sich fühlt, wie es sich erlebt, was es bedrückt oder erfreut, kurzum, wie sein Grundzustand ist. Das war schon einmal eine große Hilfe, denn nun hatten wir nicht nur die Diagnosen, die auf Beobachtungen und Leistungen beruhten, nun hatten wir zum ersten Mal Informationen aus dem Inneren, dem Erleben und Fühlen der Kinder und damit erste Anhaltspunkte für die Hintergründe und Zusammenhänge, in denen eine Lernauffälligkeit zu verstehen ist.

Das war viel, doch es reichte noch nicht aus, um der Entstehung einer Symptomatik ganz auf den Grund gehen zu können und in der Tiefe zu verstehen, was sie verursacht. Denn wir wussten eins: Lernprobleme, Konzentrationsschwierigkeiten, Verhaltensauffälligkeiten sind Symptome, die ein Kind entwickelt, wenn nicht nur irgendetwas, sondern etwas Spezielles, was möglichst genau zu bestimmen war, im körperlichen, im seelischen oder im sozialen Bereich im Ungleichgewicht ist. Wollen wir einem Kind erfolgreich, zielgenau und relativ kurzfristig helfen, so müssen wir individuell für jedes Kind herausfinden, was die Symptome verursacht.

Als nächsten Schritt erweiterten wir unser Vorgehen um Bilder, die sich mit den Themen befassten, in denen ein Kind Auffälligkeiten zeigte, wie Schreiben, Rechnen, die Familie, die sozialen Kontakte, und stellten fest, dass diese thematischen Bilder eine radikale, eine an die Wurzeln gehende Hilfestellung bei unserem Anliegen darstellten. In einem dritten Abschnitt des Projekts entwickelten wir ein System des Malens auf mit Zeichen versehenen, vorgefertigten Blättern, welche alleine durch die Position des Gemalten auf dem Blatt Aufschlüsse über die Metainformation und den gesamten energetisch/emotionalen Inhalt der Bilder zuließen.

Aus einer rund 25-jährigen Auseinandersetzung mit Bildern war eine alternative, erfahrungswissenschaftliche und tiefgehende Methode entstanden, um Kinder besser zu verstehen und ihnen effektiv helfen zu können.

So funktioniert die Bildanalyse

Jedes Kind befindet sich in einem spezifischen individuellen körperlichen, psychischen und mentalen Zustand. Dieser setzt sich aus seinen Stärken, Schwächen, seiner körperlichen Situation, seiner Wesensart, seinen bisherigen Lebenserfahrungen, Erlebnissen, der Art, wie es diese Erlebnisse verarbeitet hat und vielem mehr zusammen. Dieser Zustand bestimmt die Haltung des Kindes zu sich, zur Umwelt und die Weise, in der es die Anforderungen des Lebens angeht und damit bestimmt er auch seine Handlungen. In jeglicher Handlung ist der Zustand eines Kindes enthalten, denn die Handlung ist an den Zustand gebunden. Jede Handlung ist von ihm geprägt, ob es sich ums Spielen, Lernen oder Bildermalen handelt. Das Malen ist eine Tätigkeit wie viele andere, in gemalten Bildern spiegelt sich dieser Zustand eines Kindes jedoch besonders gut wieder, denn gemalte Bilder sind absolut individuelle Produkte, die in ihrer Gänze vom Kind geschaffen werden.

Über die energetisch/emotionale Ebene von Bildern können wir diesen Zustand ablesen, indem wir ihn aus dem Bild wieder herausfiltern. In der Arbeit mit Kindern ist dies unter anderem auch deshalb eine sehr schöne Methode, weil Kinder meistens gern und bereitwillig malen.

Mit Hilfe der Bilder haben wir einen direkten, emotional nachempfundenen Zugang zum Kind und können abrufen:

- wie es sich erlebt/wie es sich fühlt
- wie es seine Umwelt erlebt
- wie seine Vitalität beschaffen ist
- wie es das Lernen/die Schule/die Lehrer/Mitschüler, etc. erlebt
- wie es seine familiäre Situation empfindet
- in welchem körperlichen Zustand es sich befindet
- in welchem psychischen Zustand es sich befindet
- wohin es strebt
- was seinen Zustand bedingt oder verursacht
- was seine Bedingungen ans Leben sind
- in welcher Lebensphase gravierende Einschnitte in der Entwicklung abgelaufen sind
- und weitere Fakten, die in dem speziellen Fall eines Kindes wichtig sind.

Man muss wissen: nicht in jedem Bild sind alle hier gelisteten Informationen der Metaebene enthalten. Kinder malen für eine Bildanalyse daher unterschiedliche Bilder zu verschiedenen Themen, die in ihrer Gesamtheit einen umfassenden Eindruck über die Situation des Kindes ergeben.

Das Wahrnehmen der Metainformation der Bilder setzt eine besonders geschulte Wahrnehmung, Wahrnehmungsdisziplin und psychische wie körperliche Belastbarkeit voraus. Unserer Erfahrung nach gelingt eine qualifizierte Bildanalyse gerade Therapeuten sehr gut, die einerseits sehr viel Lebens- und Therapieerfahrung sammeln konnten und andererseits eine Offenheit für die vielfältigen und immer wieder neuen und überraschenden seelischen und körperlichen Zusammenhänge, aus denen heraus die Probleme eines Kindes entstehen, bewahrt haben. Eine durchschnittliche Wahrnehmungsfähigkeit, eine durchschnittliche Offenheit und Belastbarkeit reichen definitiv nicht aus, um den drängenden, manchmal gar lebensbedrohlich erscheinenden Themen nahe zu kommen, die sich hinter den Symptomen verbergen.

Vau, Quadrat und leeres Blatt

Die Struktur unserer Wahrnehmung

Um die Inhalte der Metaebene noch prägnanter abrufbar werden zu lassen, entwickelten wir Zeichenblätter, die durch vorgegebene Formen die Wahrnehmung und den malerischen Ausdruck leiten und fokussieren. Dies funktioniert und basiert auf der Struktur und den Gegebenheiten unserer Wahrnehmung.

Lassen Sie mich kurz den Begriff „Struktur der Wahrnehmung" erläutern. Ein leeres Blatt ist leer, es ist in der Betrachtung des Menschen jedoch kein unbeschriebenes Blatt. Selbst wenn noch nichts auf dem Blatt zu sehen ist, haben wir es in unserer Wahrnehmung schon unterteilt. Die einfachste und klarste Unterteilung ist die Unterteilung in oben und unten. Oben und unten sind jedoch auch nicht leer, wir haben diese Begriffe emotional gefüllt. Oben ist in unserer Wahrnehmung immer mit dem Himmel oder auch mit dem Oberen verbunden. Unten ist für uns immer mit der Erde oder dem Unteren verbunden. Der Ursprung dieser Struktur ist natürlich die Beobachtung der Natur, in der der Himmel nun einmal oben ist und die Erde unten. Die Bedeutung von oben und unten in einem Bild geht aber weit über die direkt aus der Natur stammende Beobachtung hinaus.

Oben = Himmel ist in unserer Wahrnehmung eine Analogie zu Geist, Gedanke, Idee, Träumen, es wird mit dem Beherrschenden oder auch mit dem Idealen und dem Guten verbunden. Betrachten wir ein Bild oder malen wir ein Bild, so halten wir uns, selbst wenn die Gesetzmäßigkeiten unserer Wahrnehmung uns nicht bewusst sind, an diese Struktur und die damit kulturell verbundenen emotionalen Inhalte. Stellt ein Mensch ein Objekt dar, welches er im Verhältnis zu einem anderen Objekt idealisiert, so wird er dieses Objekt bewusst oder unbewusst im oberen Teil eines Bildes abbilden. Stellt er einen Gedanken dar, ist dieser in der Regel ebenfalls im oberen Teil eines Bildes angesiedelt.

Unten = Erde ist ebenso in einer vielfachen Bedeutung zu verstehen. Die Erde ist analog zum Körper, zur Materie, zum Bestehenden, zum Nährenden und zum Sein. Möchte ich den Boden, auf dem ich mich bewege, darstellen, auch wenn das im übertragenden Sinn geschieht und nicht im bildlichen, dann werde ich dies eher im unteren Teil eines Bildes tun. Möchte ich in einem Bild meine Wurzeln darstellen, das aus dem ich komme, was mich substanziell ausmacht, stelle ich diese Dinge ebenfalls eher im unteren Teil eines Bildes dar, wohingegen ich meine „geistige Heimat“ und meine geistigen Wurzeln wie selbstverständlich nach oben verlagere.

Eine weitere Unterteilung liefert die linke und die rechte Hälfte eines Bildes. Für die Bedeutung, die diese Unterteilung für uns hat, ist unsere Schrift ausschlaggebend, die von links nach rechts verläuft und auch, dass wir Zeit, Zahlenstrahlen, Koordinaten in einem Koordinatensystem etc. von links nach rechts abbilden. Überträgt man dies auf die Seiten eines Bildes, so ist es unausweichlich, dass die linke Seite der Vergangenheit und dem Zurückliegenden zugeordnet ist, wohingegen die rechte Seite zur Zukunft, zum Kommenden gehört. Im Nu haben wir schon vier strukturgebende Elemente eines Bildes, oben, unten, links und rechts. Kombiniert man diese vier, bekommen wir die nächsten Gesetzmäßigkeiten, die Dynamiken von links unten nach rechts oben - aufbauen, zukunftsweisend, positiv - oder von rechts oben im Bild nach links unten - abbauend, zurückgewandt oder auch destruktiv erlebt.

Die emotionalen Aufladungen von „oben" und „unten", von „links" und „rechts" sind einfache Aspekte der bildlichen Metaebene.

Die Struktur unserer Wahrnehmung ist natürlich kulturell geprägt. Sie basiert auf kulturellen Überlieferungen, die tausendfach wiederholt unseren bildlichen Ausdruck prägen und sich fest in unserer Wahrnehmung verankert haben. Kinder ab vier bis fünf Jahren nutzen diese Strukturen bereits und ab dem Vorschulalter sind sie bei ihnen vollständig verankert. Auch wenn Kinder (wie Erwachsene ebenfalls) diese Gesetze im allgemeinen nicht bewusst beherrschen, so strukturieren sie ihre Darstellungen nach eben diesen Regeln. Ein gutes Beispiel dafür ist die Sonne. In 95% aller von Kindern gemalten Bilder, die eine Sonne enthalten, ist die Sonne oben rechts im Bild angesiedelt.

Das machen Kinder intuitiv und „automatisch", weil oben rechts im Bild der positivste Punkt ist, den ein Bild enthält und weil die Kinder dies bereits gelernt haben. Mit kindlichen Naturbeobachtungen hat das nichts zu tun. Denn wir sehen die Sonne an wirklich vielen Positionen unseres Blickfeldes. Rechts oben steht sie dabei genauso oft oder genauso selten wie an jedem anderen Platz.

Die Formblätter unserer Bildanalyse haben die Gesetzmäßigkeiten unserer Wahrnehmung als Grundlage. Sie sind für Kinder ab dem Vorschulalter wirksam.

Das Vau

Das Vau ist ein DIN A 4 Blatt quer gelegt, auf welchem zwei Linien in V-Form gedruckt sind. Wir haben über Monate hinweg mit der Lage und der Dicke des Striches experimentiert, bis wir zu klaren Ergebnissen kamen. Das Blatt sieht folgendermaßen aus:

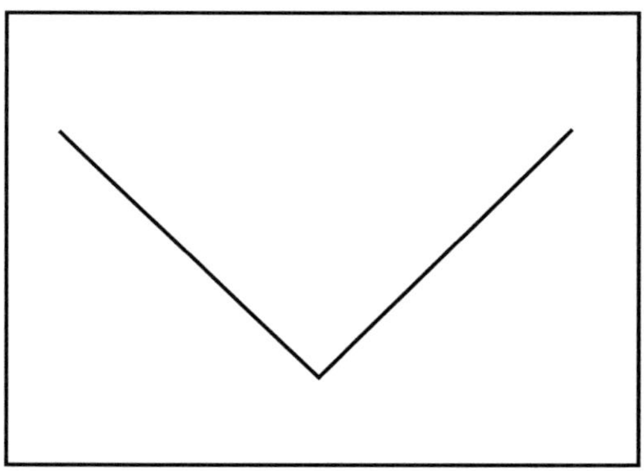

Das Vau erfüllt unterschiedliche Funktionen auf dem Blatt.

Die erste und wichtigste ist die Wirkung des Vs auf das betrachtende Kind. Durch sein Vorhandensein kommt es zu sich, wird zentriert und ist deutlich besser auf sich bezogen, als wenn es auf ein Blatt ohne eine Vorgabe malt. Die dargestellten Themen sind dadurch authentischer und dem Kind fällt es leichter beim Thema zu bleiben und in seinen Darstellungen nicht auszuufern.

Eine andere Besonderheit des Vau entsteht durch die Tatsache, dass das Blatt nun verschiedene Felder hat. Es bekommt ein Innen und ein Außen. Alles was in dem V ist, definiert oder erlebt ein Kind als Innen, alles was sich außerhalb des Vau befindet, definiert oder erlebt es als Außen. Innen und Außen sind dabei einerseits wörtlich zu verstehen, andererseits aber auch im übertragenden Sinn gemeint. Analoge Bedeutungen für „Innen" und „Außen" sind: „zu mir gehörend" (Innen) und „nicht zu mir gehörend" (Außen), „zum Thema gehörend" (Innen) und „nicht zum Thema gehörend" (Außen), „mit dem Gemalten identifiziert" (Innen) „nicht identifiziert mit dem Gemalten" (Außen), „angenommen" (Innen) und „abgelehnt" (Außen). Welche Bedeutung in einem konkreten Bild zutreffend ist, erschließt sich aus dem Kontext des Gemalten. Hierbei spielen die gemalten Objekte und das Thema, zu dem ein Bild entstanden ist eine wichtige Rolle.

Die Position gibt Aufschluss darüber, wie ein Kind zu dem dargestellten Objekt steht, wie es das Objekt erlebt. Malt es sich selbst, bei der Aufgabe ein Selbstbild zu malen, mitten in das Vau hinein, kann man aus der Position heraus schließen, dass das Kind sich selbst kongruent erlebt und mit sich selbst identifiziert ist. Dies kann man gut und sinnvoll finden, denn es bedeutet, das Kind spürt sich, erlebt sich, es ist eins mit sich. Was es erlebt steht jedoch auf einem anderen Blatt. Die Darstellung kann Elemente beinhalten, die schwierig oder unangenehm sind.

Links und rechts vom Vau ist das Außen. Objekten in diesen Bereichen ist eigen, dass sie als außerhalb von sich oder vom Thema erlebt werden. Außerhalb kann dabei wiederum Unterschiedliches bedeuten. Außerhalb bedeutet sowohl: „das gehört nicht dazu", wie „das soll nicht dazu gehören" oder auch „das ist anders", „damit habe ich/hat das Thema nichts zu tun". Wir finden hier Bereiche, die das Kind ausgrenzt und mit denen es nichts zu tun haben möchte, ebenso wie Bereiche, die es nicht bewältigen kann.

Oberhalb und unterhalb des Vau gibt es zwei weitere, wenn auch schmale Bereiche, in denen sich Bildelemente befinden können. In diesen Bereichen werden Dinge ausgedrückt, die ein Kind nicht von sich aus, aus eigener Kraft bewältigen kann, die es überfordern, die objektiv körperlich oder seelisch im Argen sind, bei denen es aller Wahrscheinlichkeit nach konkrete Hilfe von außen braucht. Das Vau ist eine ausgezeichnete Hilfe, ein Thema differenziert anzugehen. Um eine Bildaussage angemessen zu werten, muss man sie im Kontext des Themas sehen und verstehen.

Das Quadrat

Das Quadrat ist ein weiteres Formblatt der Teschler Bildanalyse. Es sieht folgendermaßen aus:

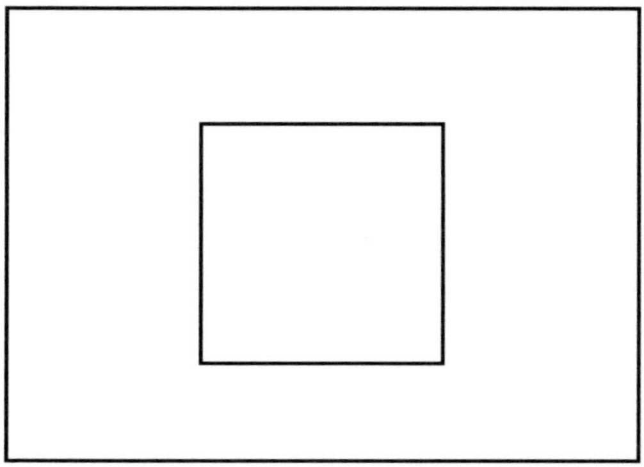

Das Quadrat vereinfacht die Befundaufnahme ungemein, denn mit diesem Blatt kommt der Zustand des Kindes in Bezug auf das dargestellte Thema auf den Kernpunkt. Das Quadrat bewirkt beim Malenden eine Konzentration auf das Wesentliche, denn es beschränkt, grenzt die Freiheit des leeren Blattes vollständig ein, bietet einen Rahmen und bringt das Kind dazu, sich im Rahmen des vorgegebenen Themas zu fokussieren. Es fokussiert sich wie automatisch auf die Dinge, in vielen Fällen gar auf DAS eine Ding, welches für das Thema wichtig ist. Ich erlebe ständig, dass Kinder und selbstverständlich auch Erwachsene, mit der optischen Unterstützung des Quadrats das zentrale Problem/Thema ihres Lernens oder sogar ihres Lebens 100% genau auf dem Blatt wiedergeben.

Als weiterer wichtiger Nutzen können über die Metainformationen, die das Quadrat liefert, auch die genau passenden Hilfestellungen therapeutischer, pädagogischer oder sozialer Art entwickelt werden.

Das leere Blatt

Als Malgrund für die Bildanalyse nutzen wir auch leere, weiße DIN A 4 große Blätter. Wie eben schon gesagt: das leere Blatt hat ungemein viele Freiheiten, man kann es hochkant, quer, schräg oder wie auch immer nutzen. Es ist visuell vollkommen unstrukturiert und bietet malenden Kindern die volle Möglichkeit ihres Ausdrucksvermögens. Es gibt Themen, bei denen wir genau das wollen, bei denen wir keine Struktur oder vorgegebenen Einschränkungen gebrauchen können. So ist bei fast jeder Bildanalyse ein Thema: „Male einfach mal was Dir einfällt." Oder auch: „Male bitte, was Du sonst auch immer malst, wenn Du zu Hause bist oder in der Schule." Fast jedes Kind hat ein Standardbild, welches es immer und immer wieder malt, einen Baum, eine Blumenwiese, Drachen, Raumfahrzeuge etc. pp. In diesem Bild drücken sich meist für das Kind sehr wichtige Themen, Fragestellungen oder Sehnsüchte aus, die wir über diese Themenstellung in Erfahrung bringen können. Indem Kinder einen Bildgegenstand immer wieder reproduzieren, liefern sie unbewusst einen Hinweis auf einen Bereich ihres Lebens vielleicht auch ein Ereignis oder ein Erleben, das sie belastet. Die Bilder liefern auf der Metaebene unabdingbar wichtige Informationen über das Befinden des Kindes.

Das „Lesen" der Metainformationen

Vielleicht ist Ihnen durch diese Ausführungen schon deutlich geworden, welche wunderbaren Möglichkeiten in der Bildanalyse liegen.

Neben den Informationen, die man durch die sichtbaren Positionen des Gemalten aus den Bildern erhält (wie beispielsweise beim Vau), ist die wichtigste Methode der Bildanalyse das freie Lesen der Bilder. Im freien Lesen der Bilder ist die energetische Aussage, die Metainformation des Bildes, jenseits aller Formen und Farben der Gegenstand der Wahrnehmung.

Sie verschafft einen tiefen Einblick in das Erleben eines Kindes und in die Zusammenhänge, aus denen es zu Störungen der Lernfähigkeit, des seelischen Befindens, des körperlichen Zustands oder auch des Verhaltens kommt.

Wir haben den Begriff „Lesen" gewählt, um uns bewusst von dem in der Bildbetrachtung üblichen Begriff der Interpretation eines Bildes zu unterscheiden. Beim Lesen der Informationen, die ein gemaltes Bild enthält, geht es nicht um meine subjektive Meinung, meine Interpretation oder um meinen subjektiven Eindruck von einem Bild. Es geht darum, die emotional/energetischen Inhalte des Bildes zu erfassen und die Informationen, die über die Persönlichkeit des Malenden in dem Bild gespeichert sind, verantwortlich wahrzunehmen. (Das Wort „Lesen" stimmt obendrein noch in einem größeren Zusammenhang: Bilder waren die erste Schrift des Menschen, mit denen unsere Vorfahren Informationen festgehalten und weitergegeben haben.)

Diese Methode erfordert ein geschultes Auge und eine sehr gut ausgebildete Wahrnehmung. Bei weitem ist nicht jeder für die Ausübung dieser Diagnostik geeignet. Sie setzt sehr viel - man kann gut und gerne sagen jahrzehntelange - therapeutische Erfahrung voraus und erfordert eine sehr breite Menschenkenntnis, denn man muss in der Lage sein, die Dinge, Verhältnisse und Zustände, die in den Bildern geschrieben stehen, auch zu erkennen und zu benennen.

Diese Lesekunst erfordert einen Blick auf Menschen, der frei von jeglicher Moral ist, denn man bekommt Dinge zu sehen, die im menschlichen Miteinander absolut tabuisiert sind. Sie bedarf einer sehr fein ausgebildeten Wahrnehmungs- und Mitschwingungsfähigkeit, um überhaupt Zugang zu den differenzierten Informationen zu erhalten. Und zu guter Letzt: sie sollte von Menschen mit einer gesunden Persönlichkeit und einem stabilen Ich ausgeführt werden, um Projektionen, Identifikation und mangelnder Unterscheidungsfähigkeit zwischen sich und dem Bildinhalt vorzubeugen.

Wir warnen deshalb davor, ohne vorherige Anleitung/ Fortbildung/Ausbildung Kinderbilder lesen zu wollen und die Informationen für die Erstellung einer Diagnose zu verwenden.

Menschen, die in ihrer Wahrnehmung von subjektivem Erleben und Ideen geprägt sind, sowie Menschen, die es schwer haben sich in das Erleben und die Lebenswelt von anderen einzufühlen, wird es nicht möglich sein die Metaebene eines Bildes angemessen wahrzunehmen. In unseren Ausbildungen ist die Technik der Bildanalyse diejenige, die der meisten Aufmerksamkeit und des größten Engagements der Teilnehmer bedarf.

So geht's

Jedes Kind, das zur Befundaufnahme nach den Prinzipien der Teschler Bildanalyse zu uns kommt, malt mehrere Bilder mit unterschiedlichen Vorgaben. Die Themen und Vorgaben bestimmen sich nach den individuellen Problemen eines Kindes. Wenn vermutet wird, dass es zu Auffälligkeiten aufgrund einer Hochbegabung kommt, sind es andere Themen als bei Schlafstörungen, Schulstress, Konzentrationsstörungen, LRS, oder, oder ...

Feste Themen in jeder Bildanalyse sind:

- Das Lernen
- Die Schule
- Meine Familie
- Ich (ein Selbstbild)

Die Kinder werden ermuntert, zu dem vorgegebenen Thema zu malen, was ihnen einfällt, dabei gibt es absolut keine „richtigen" oder „falschen" Bildelemente.

In der Auswertung spielt sowohl das Lesen der Metaebene der Bilder als auch auf den Formblättern die formale Analyse der Bereiche, in denen ein Kind gemalt hat, eine Rolle. Die Informationen, die wir aus den Bildern erhalten, werden durch eine umfangreiche Befundaufnahme/Anamnese ergänzt, in der wir von der Zeugung bis zur jetzigen Lebenssituation alle wichtigen Stationen der Entwicklung des Kindes aufnehmen und damit zusätzlich die Felder eingrenzen, in denen die Hintergründe von Problemen zu finden sind. Die Anamnese wird mit Hilfe der Eltern aufgenommen.

Über die Autorin

Frauke Teschler leitet mit ihrem Mann Wilfried Teschler (dem Begründer von Polarity Quintessenz) das Seminarhaus Burg Dalbenden in der Nordeifel.

Sie ist 1958 in Hamburg geboren, hat dort Grundschulpädagogik, Erziehungs- und Sportwissenschaften studiert, ist Heilpraktikerin und hat eine Vielzahl therapeutischer Aus- und Fortbildungen besucht.

In den 1990er Jahren entwickelte sie gemeinsam mit ihrem Mann die Teschler Lernförderung als umfassende, ganzheitliche, alternative Therapie für Kinder und Jugendliche mit dem Schwerpunkt Lernen, da Lernen der Bereich ist, in dem Lebensprobleme von Kindern und Jugendlichen besonders deutlich werden und besondere Folgen haben.

Sie arbeitet als Einzeltherapeutin mit Kindern sowie ihren Eltern und bildet Pädagogen und Therapeuten in der Teschler Lernförderung aus.

Kontakt:

Frauke & Wilfried Teschler

Burg Dalbenden 1
53925 Kall/Urft
Telefon: 02441/771649-0
Fax: 02441/771649-5

mail@lernlust.eu

Weiterführende Links

Link für **Pädagogen und Therapeuten**, die an Aus- und Fortbildungen interessiert sind:

www.lernlust.eu

Link für **Eltern**, die Hilfe für ihr Kind suchen:

www.schuelercoaching.eu

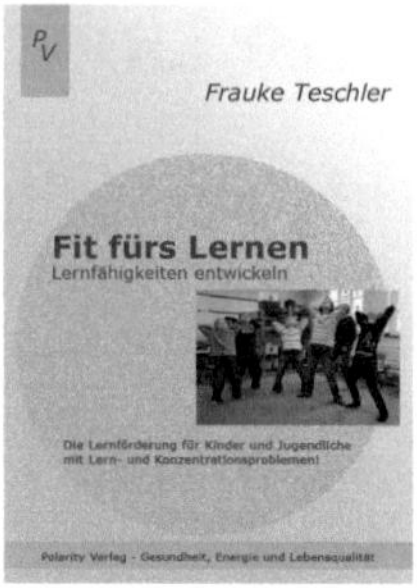

Fit fürs Lernen
Lernfähigkeiten entwickeln
Frauke Teschler
Das Buch zur Teschler Lernförderung, mit Mentaltechniken, Körperübungen und vielen Beispielen aus der Praxis
Preis: 14.80€
108 Seiten, 9 Abbildungen
ISBN: 978-3-939578-25-3

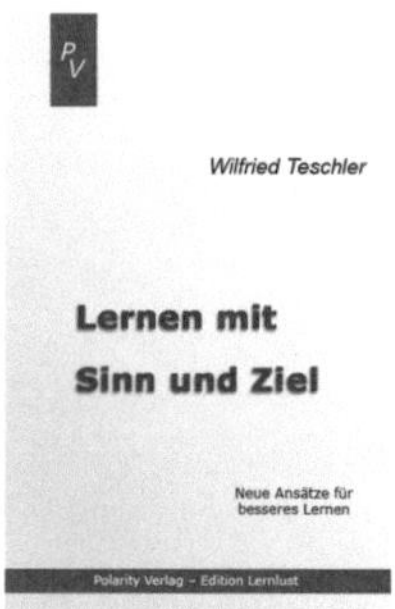

Lernen mit Sinn und Ziel
Neue Ansätze zum besseren Lernen
Wilfried Teschler
Die Bedeutung der Sinne fürs Lernen, sowie effektive Übungen zur Sinnesstärkung
Preis: 12.80 €
92 Seiten
ISBN: 978-3-939578-27-7

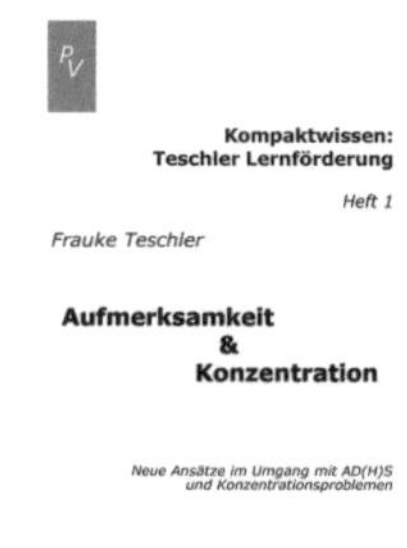

Kompaktwissen: Teschler Lernförderung
Aufmerksamkeit & Konzentration
Frauke Teschler
Übungen und Ansätze im Umgang mit Konzentrationsproblemen
Preis: 5,90€
52 Seiten
ISBN: 978-3-939578-34-5

Die Bücher der **Edition Lernlust** im Polarity Verlag erhalten Sie im Internet unter:
www.polarity-today.de
oder im Buchhandel